医者心路

——生命故事与医学反思

主编◎纪 涛 郗二平 王 莎 杨 罡

長江出版傳媒 湖北科学技术出版社

图书在版编目(CIP)数据

医者心路 : 生命故事与医学反思 / 纪涛等主编 . 武汉 : 湖北科学技术出版社, 2025. 5. -- ISBN 978-7-5706-4301-1

Ⅰ. R4

中国国家版本馆 CIP 数据核字第 20255NN200 号

责任编辑：王小芳　袁瑞旌
责任校对：陈横宇　　封面设计：曾雅明

出版发行：湖北科学技术出版社
地　　址：武汉市雄楚大街 268 号（湖北出版文化城 B 座 13—14 层）
电　　话：027-87679468　　邮　　编：430070

印　　刷：武汉精一佳印刷有限公司　　邮　　编：430035

710 毫米 ×1000 毫米　1/16　12.5 印张　1 插页　250 千字
2025 年 5 月第 1 版　　2025 年 5 月第 1 次印刷
定　　价：80.00 元

《医者心路——生命故事与医学反思》

编　委　会

主　审： 朱水波　殷桂林

主　编： 纪　涛　郗二平　王　莎　杨　罡

副主编： 王紫琼　张　瑜　刘宇健　顾明明　李文艳　许贵华

编　委： 王晓花　朱　豫　刘　盈　李　伟　黄　媛　李雪梅　吴葳瑾　汪　华　陈　玲　陈　蓓　武有涛　范永祥　胡华文　段秋霞　姜　安　高晓莉　郭玉峰　隗　玮　彭叶叶　谢　彪　蔡斯媛　谭　焱　魏　洋　魏　磊　魏海燕

主编简介

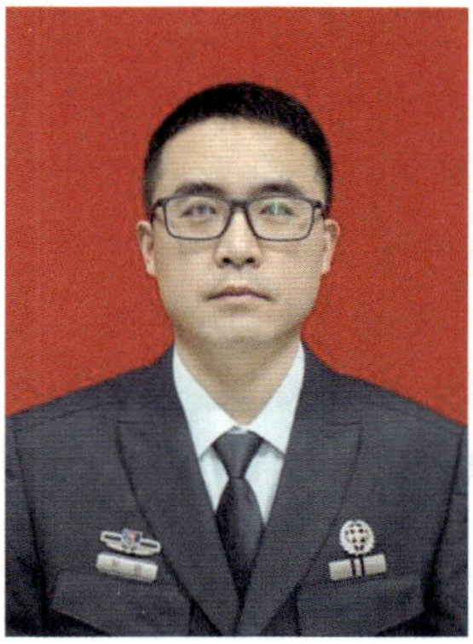

纪涛，中部战区总医院心胸外科副主任医师，医学硕士。湖北省微循环学会胸部微创外科学会委员，湖北省临床肿瘤学会纵隔肿瘤专家委员会委员，湖北省医学会专家鉴定库成员。主持湖北省卫生健康委课题1项，参与湖北省自然科学基金面上项目1项，湖北省中医药青年人才项目1项。获得国家发明专利1项，实用新型专利9项，荣立三等功1次、“四有”优秀文职1次。国内外杂志发表论文30余篇，主编专著《医说肺癌》一部。擅长肺癌、食管癌、纵隔肿瘤等普胸疾病微创外科为主的综合治疗，以及重症胸部战创伤的综合治疗。

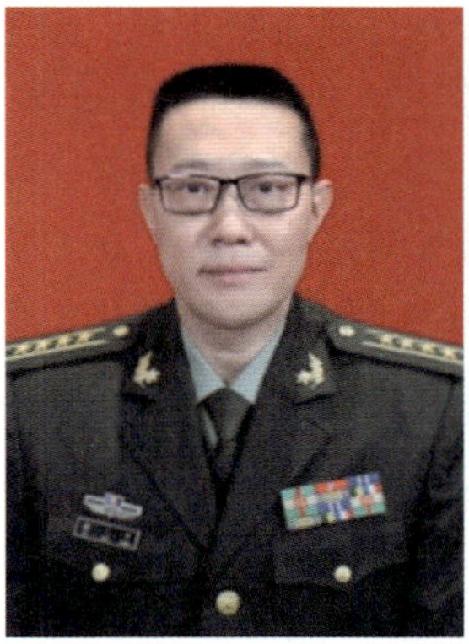

郗二平，中部战区总医院心胸外科主任兼主任医师，教授，医学博士，硕士研究生导师。从事心血管外科工作20余年，在主动脉夹层、胸主动脉创伤性动脉瘤、主动脉食管瘘、腹主动脉瘤等大血管病种的腔内修复治疗以及先心病介入封堵治疗方面有丰富的临床经验。发表中国核心期刊论文30余篇（SCI论文12余篇，其中单篇最高影响因子35.833），先后获得湖北省科技进步二等奖2项、军队医疗成果奖2项、发明专利4项，荣立三等功1次。现任中国医师协会心血管外科医师分会第六届委员会委员、湖北省医学会胸心外科分会第八届委员会副主任委员、湖北省医学会血管外科分会第三届委员会常务委员、武汉医学会第一届心血管外科学分会常务委员、《临床外科杂志》编辑委员会编委、《联勤军事医学》杂志编委、《创伤与急危重症医学》编辑部编委及湖北省科学技术奖励评审专家等学术职务。

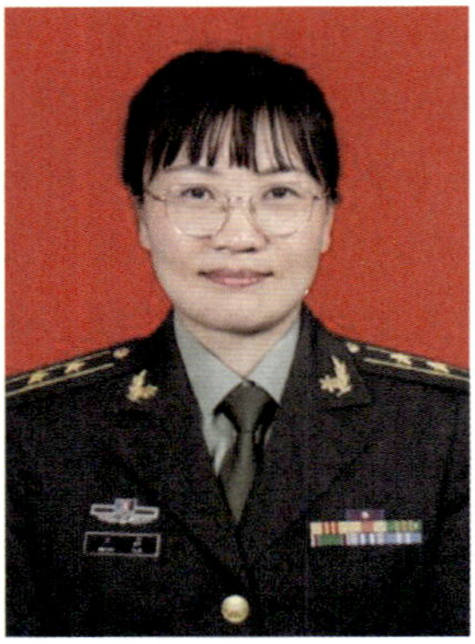

王莎，中部战区总医院皮肤科副主任、副主任医师，医学硕士。湖北省中西医结合学会皮肤性病专业委员，湖北省医师协会皮肤科医师分会青年学组组员，解放军皮肤病学专委会青年委员会委员。申请实用新型专利 4 项，国内外杂志发表论文 10 余篇。长期工作在临床医疗、教学一线，擅长雄脱、斑秃等脱发性疾病的诊治，痤疮、玫瑰痤疮的综合治疗，色素性皮肤病的美容激光治疗，肉毒毒素注射治疗等，对疑难性急危重症皮肤病的诊治也有一定的经验。

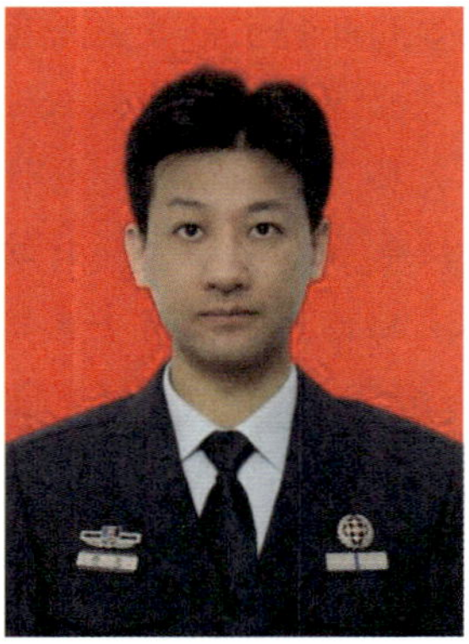

杨罡，中部战区总医院心胸外科主治医师，医学硕士。从事心胸外科临床工作 8 年余，擅长冠心病、心脏瓣膜病等心血管疾病的外科治疗，以及肺癌、食管癌、纵隔肿瘤等胸部疾病的微创外科治疗。2021 年赴南苏丹执行维和医疗分队任务，并获战区司令嘉奖及联合国维和勋章，获评“四有”优秀文职人员 1 次。参与国家自然科学基金面上项目 1 项，国内外杂志发表学术论文 10 余篇，其中以第一作者发表 SCI 论文 2 篇，参与编撰专著 1 部。

前　言

本书不仅仅是“案例”，更是临床实际在生活故事中的具体体现。希望读者在本书案例的指导下进行生活的健康实践探索，从健康生活的关注者、学习者，逐步成长为自我健康维护的实践者、同道者和宣传者。医学除了具有本质的自然科学属性外，其实也包含较明显的社会属性，充满了各种各样的故事和偶然性，因此仅仅理解他的科学属性是远远不够的。在临床工作中，医患互动的过程就是一个讲故事的过程，患者呈现给医生关于本人健康的问题都是以故事的形式讲述的，就像是把一个微型的“生命叙事”呈现给医生。本书通过一个个生动的故事，给读者敲响一个个生命的警钟，生命之所以美好是因为它太脆弱，生命之所以让我们感动是因为它也充满了顽强，生活在地球上的我们，危险无时无处不在，可幸运之神又会不经意地到来。

法国哲学家让·弗朗索瓦·利奥塔认为，科学知识并不代表知识的整体，它只是与叙事故事并存的一种知识。如何认识生命，我们普通人接触更多的是一个个关于生命的故事，通过故事来感悟生命。医生为患者讲述的多是基于生物医学和循证医学证据的科学知识，但是没有故事作为载体，他无法把这些枯燥知识变得易于大众理解和接受。站在科学的视角，把关于生命的故事讲好，同时把患者的故事和医学专业知识融合，让生命的钟声敲得更响亮是我们临床工作者不可推卸的责任。

医生除了要学会治病外，也要学会听故事，更要学会讲故事。不会听，就不能发现医患互动中那些关于患者病情的重要信息点，学会讲就是要将临床中遇到的一个个关于生命和健康的偶然和必然结果告诉更多的人，为普罗大众敲响生命的警钟。著名医学人文先驱佩里格里诺早在1979年就指出了生物医学模式之罪：将精神疾病简化为生物功能紊乱，机械性将身心分离，忽视社会创伤与文化困境对心理的塑造，用现代生物科技霸权压制人的社会属性。抛弃了医学是最人文的科学，最经验的艺术，最科学的人文观念。

作为临床工作者，面对病魔的肆虐，我们除了要有与疾病殊死搏斗的勇气外，同样要有医学反思的能力。医学反思是建立在医学内在的、自觉的和共情的基础上，发自肺腑的自我督查、自我检讨、自我纠偏、自我升华的思维活动，体现充满温度的生命、感性和理性统一，其核心价值在于对既往经验的审视、思考和总结；对现实的检视、检讨和追问，对未来走向的设计、谋划和改进。每一个生命的开始和消逝都值得我们反思，反思的目的是敲响我们的健康警钟，使人在从生到死这两点之间的路走得更精彩，看到更美的风景。

爱在左，情在右，理解并认识生命，掌握生命给我们带来的警示，做生命的主人，在生命道路的两旁，播种开花，点缀着人生之途，让花香弥漫生命。踏着荆棘，有苦不觉，有泪可落，有悲不凉。

医者应该有爱人之心，以患者的生命为重，为医之道，尽善尽美。希望通过对本书的阅读，让你从一个不一样的视角，了解生命，感悟生命的无奈，体会生命的精彩，让“故事”警示生命、感动生命，让健康之钟的声音生生不息。

编者

2025年3月28日

目　录

老李之死

——不信科学信鬼神

面对突发的重大疾病，医生很少有机会与患者单独深入谈论重大疾病的预后、转归、生存时间、治疗相关的风险及并发症，大多由患者家属代为讨论、决策。家属通常会认为这类“恐怖”的信息会导致病情加重或者患者难以承受结果导致精神崩溃，一再强调要求向患者隐瞒病情。因为从住院的那一刻起，似乎家属做的每一个选择都情有可原、合情合理，可这种“所谓”的情有可原、合情合理的选择往往会导致无法挽回的严重后果，很多人没有意识到这一点。医生在长期的医疗工作中，对此类情况也基于对习俗的尊重而显得习以为常，而往往就是这种习以为常增加了患者的痛苦，漠视了对生命的尊重。

老李因胸腹部剧烈疼痛入院，经主动脉血管造影检查（CTA），确诊为 A 型主动脉夹层。主动脉夹层是一种极为凶险的疾病，一旦主动脉破裂，抢救生还的可能性极为渺茫，多数患者需要急诊手术才有可能挽救生命。面对这样一种疾病，老李的爱人却因为相信某位“大师”所算的良辰吉日，最终错失了治疗的黄金时间，家属最终痛哭流涕、抱憾终身。面对如此凶险的疾病，面对医生一次又一次苦口婆心地解释、劝说，在现代的文明社会中，居然还是发生此类事情，这背后的原因不得不引起我们的深思。

我是一名心脏大血管外科医生。

老李因胸腹部剧烈疼痛急诊入院，老李的高血压病常年没有进行有效的控制，最终导致了血管内膜过早老化，在高压血流的作用下，撕开了一个口子，血管壁像撕洋葱皮一样一层层地被剥离，一旦剥离到最外层，血液可能就像水龙头里的水一样喷射而出。老李刚入院的时候，我已经向老李的家属详细说明主动脉夹层的危险性，家属也连忙点头表示意识到此病的危险。“医生，你一定要救救我们家老李，他辛苦了一辈子，刚退休怎么就得了这个要命的病。”老李的老伴在监护室门外呼天唤地的哭声，导致很多其他病人的家属过来围观。

“我们一定会尽最大努力去治疗，请您放心，患者的病情十分危重，但还是有治疗的机会，但是患者手术的风险相当高，当务之急是全家必须拿出统一的意见。赶紧联系子女，让他们都到医院来，我觉得十分有必要将患者的情况向你们全家进行一个详细的说明，我们监护室的医生正在给老李进行积极的内科治疗比如降血压、稳定心率和止痛等对症支持处理，并进行手术前的相关准备。”

十几年的工作经验，对待 A 型主动脉夹层这种疾病，我们从来不敢掉以轻心，可以说是慎之又慎。首先，此病起病急、死亡率高，家属多没有思想准备；其次，此病进展快，一旦发生主动脉夹层，患者的生命多是以小时计算；最后，此病手术风险大，就算由手术经验丰富的心脏大血管外科医生来做手术，也有较高的手术死亡率，同时手术花费较高，出现人财两空的情况也是时有发生。

后来经过我们积极的处理，老李的生命体征逐渐稳定下来，收缩压从185mmHg降到135mmHg，心率也从每分钟95次降到65次，胸腹部疼痛的症状也渐渐缓解，脸上扭曲痛苦的表情也逐渐舒展开来。

与老李老伴谈话后大约3小时，老李的儿子慌慌张张地从外地赶了回来。

“医生，你们一定要救救我爸。我知道这个病的危险，但你千万千万不能把这个消息告诉他，我怕他胡思乱想，承受不了这个结果。”老李儿子的眼神里充满了无限的期盼，这么多年我无数次和这种眼神对视过，其中包含的信息量，我完全读得懂。长期的临床医疗工作经验，也基于对我们传统习俗的尊重，这种向患者隐瞒病情的行为已经司空见惯。

老李的儿子是药学专业毕业，对医学知识算是有一定的了解，一番交谈，沟通得十分顺利。其母亲在旁边哭哭啼啼，不知所措，不停地念叨：“这该怎么办？这该怎么办？老天保佑！老天保佑！……”

“对于患者目前的病情是有急诊手术指征的，我们正在积极进行相关准备，准备好后需要马上进行手术，希望你们家属也要做好相关准备。”我将患者的病情及相关的手术风险，进行了详细的告知。这个时候，陆陆续续患者家里来了六七个亲戚打探患者的病情，我又将病情和手术相关风险说了一遍，几番下来已经是口干舌燥、咽喉冒烟。

家属在重症监护室门口紧张地商量，再商量……

一晃过去了8小时，对于此类患者的抢救，科里有规定：患者病情不稳定，危机没有解除，负责医生是不能下班的，吃、住、睡全在科室里，看似不近人情的规则，背后装的却是责任。

“医生，我们全家商议好了，我们托人找了一个特别有名的“大师”给我们家老李算了一卦，“大师”说后天是个良辰吉日，我们决定后天手术……”

我突然觉得脑袋一嗡，我还以为是什么好消息，这是什么馊主意。无奈的我又进行了半个多小时的劝说和解释，最终宣告失败，老李的老伴后面絮絮叨叨的话，我也听得脑袋嗡嗡作响。

这都是火烧眉毛的事情，怎么还能有这种想法？这到底是社会的进步，还是愚昧的思想根深蒂固的结果。事到如今，我只有找到老李的儿子碰一碰运气。

“医生，你说的我都懂，对于这个病情危险性我也有充分的认识，我也完全明白你的良苦用心，可是这是我们家族全体成员讨论的结果，而且我妈也说了这个“大师”以前给她算过几次，真的很灵，我要是自作主张给爸爸做了手术，万一要是有个三长两短，这后果我是真的担不起啊。”

这个时候我又将老李的老伴、儿子及几个亲戚召集在一起。

“现在老李的病情，我已经和你们说了好几遍，他现在虽然血压、心率比较稳定，但危险仍然存在，一旦出现主动脉破裂，任何的抢救都无济于事，到时候后悔都来不及。”我感觉我此刻的语气已经充满了恳求的意味。

“就在1个月前，我们收治一位和你老伴类似的主动脉夹层患者，护士将药片刚放到患者的嘴里，准备让他喝水吞药的时候，他的嘴巴已经闭不上了，人就走了。”我将刚遇到的例子向患者家属做了讲解，并不是为了吓唬他们，而是为了告诉他们这种病的危险性。

可患者家属仍然无动于衷。

“医生，我们也理解你的意思，可我们就是想后天手术，我们相信老天会保佑我哥的，”老李的弟弟开始发话，“我们全家都是这个意见，你打印个什么同意书，我们都签字。”

事到如此，我还能说什么。我苦口婆心解释了半天，一家人风风火火讨论了半天，竟然是这个结果。可怜的老李，他竟然全不知情，我脑海里做了无数次设想，将此刻发生的所有事情向老李和盘托出会是什么结果，可是当去查看老李病情的时候，我还是只能安慰鼓励，无法向患者告知实情，有的时候觉得患者真的很可怜。

患者到底该不该知道自己的真实病情？该，可实际情况我们很难做到，家属也很难做到。

就在当天夜里，老李的主动脉没能撑得住血管压力不幸去世，夜里我们进行了徒劳的抢救。

故事启示

国人对待死亡观普遍的三大特征：伦理化、政治化、神秘化。我们在对待死亡这个问题的认知上多以负面和回避为多，医生很难和患者及家属坦诚地讨论死亡。在文明的进程中，我们貌似掌握了先进的思想文化，科技的发展也让我们感觉到似乎有了无不可往的能力，可萦绕在我们脑海里的旧思想依然是那么根深蒂固，大师的一句话，仍然被奉为金科玉律。早在《史记·扁鹊仓公列传》中就曾提出医生面对患者时的“六不治”：就是医生不治疗不讲理、爱财如命、衣食不适、气血错乱、病弱不能服药、信巫不信医的六种患者，时至今日，看到太史公司马迁的论述仍觉得有一定的道理。

临床工作中，由家属决定患者的治疗方式的行为普遍存在，医生-家属-患者三方常常有各自不同的观点，而在这三方中，最容易忽视的就是患者的观点。代为维护患者法律和生存权利的家属，如果拒不执行他的意志，要求继续执行代理决策权，医务人员无法越过这一层屏障，这在医疗中常常是无解的难题，越是无解，越是需要被社会理解和思考。医生建议对疾病的治疗采取“进攻”，家属却早早决定签署向疾病的“投降书”“和解书”，如何最大限度地维护患者的利益，仍然是值得我们深思的命题。

要实现“尊重、有利、公平和无伤害”的生命伦理学原则，仍有待于全社会的共同努力。

骂人的患者

——头痛也可医心

医患矛盾由来已久，暴力伤医的新闻屡见不鲜。一部分是因为医护人员自身态度和素质等问题，当然也有患者及其家属的个人素质问题。花了钱，病就一定要治好，可实际情况是，现代医学发展到如今，真正说得上治愈的疾病根本没有多少，多数疾病主要以维持治疗为主。医患关系紧张从来不是医生或者患者单方面的责任：医生再忙，也尽量多点耐心为患者解释；患者再急，也尽量多体谅白天看几十个患者，晚上还要写论文、做实验，没时间陪家人的医生。疾病才是我们共同的敌人。我最近确遇到一件头疼的事情，费了九牛二虎之力将患者从死神手里将命抢回来，却遇到一查房就被患者破口大骂、家属在旁边连忙道歉的际遇，这到底是怎么回事？

“高处坠落致胸部、头颅损伤，急诊科紧急会诊。”

值班的电话又开始发出抢救信号，这是上半夜第四次了，看来今晚注定又是一个不眠夜。

“医生，快救救我爸，他现在是不是没救了啊？从发现他躺在地上到现在，怎么喊都喊不醒。”患者儿子用嘶哑的声音发出急切的求救。

老陈躺在急诊室的床上一动不动，心电监护发出的滴滴声，显示他心脏还在持续地工作着。生命体征还算平稳，血压、心率和血氧饱和度基本在正常范围。

老陈今年 82 岁，有 30 多年的严重偏头痛，是医院的常客，疼痛发作时必须吃止痛药才能入睡，最近头痛症状明显加重，而且发作也越来越频繁，止痛药物已经难以缓解症状，每天感觉脑袋像要炸裂一般，持续的疼痛使其痛不欲生，且不止一次地表达轻生的想法。他也在当地很多家医院看过，做了很多检查也没有找到明确的病因。

我在给老陈检查身体的时候，他的两个女儿也急匆匆地赶了过来。“医生，我爸是主动从家里的人字梯上跳下来的，我们查看了家里的监控，头部和胸部着地的，摔在地板上就一动不动了。”大女儿哭着向我诉说着老陈受伤时的情况。

原来子女为了防止老陈轻生，在家里所有的房间都装了摄像头，以便实时观察父亲的一举一动，可还是没能防住“万一”。

考虑到老陈意识不清，不排除颅内有出血及胸腹部损伤的可能。急诊安排头颅、胸腹部 CT 检查，提示颅内未见明显出血和颅骨骨折表现，胸腹部情况除了见双肺轻度挫伤外，其他并未有明显异常。就在我们刚把老陈从 CT 机抬到床上的时候，老陈突然四肢动了一下，逐渐睁开了眼睛，开始愤怒地用双手使劲地拍打床面，似乎在向这个世界给他带来的痛苦表示无声的抗议。

根据目前的检查结果，老陈的病情初步诊断为脑震荡、肺部挫伤，考虑患者年龄较大，目前病情处于不稳定期，经与心胸外科和神经外科的医生沟通，收入心胸外科进一步治疗。住院后我们对老陈的身体进行了全面的检查，除了血压、血脂高些外，其他均是老年人身体的退行性病变。

老陈暂时算是抢救过来，可如果偏头痛的症状难以根除，不排除会再次发生类似的情况。到底是什么原因导致头痛，困扰这位老人30多年呢？

“你们这些没有良心的医生，为什么要救我？为什么不让我死？……”后面的话不堪入耳。每天早上给老人查房的时候，他表现出极度的不配合，用他那干瘪如枯枝的双手在空中比画着、挥舞着。

为了不激怒老人，我们只好通过他儿子的转述来了解患者的病情。在我们的精心治疗和家属无微不至的照顾下，老陈的病情一天比一天好，1周后患者可以自己去厕所大小便、自己吃饭，看到患者目前的样子，家属每天见到我们表达无限的感激并为老人的不礼貌行为道歉。虽然老陈还是对我们医护人员骂骂咧咧的，但看到患者逐渐康复、骂人的声音也是中气十足，挨骂几声也没啥，我们还安慰家属不要太在意，甚至开玩笑说有研究报道骂人可以锻炼肺活量。

导致患者头痛的原因究竟在哪里？只有解决老陈的头痛才能从根本上解决问题。为此我们请了神经内科、神经外科的医生会诊，将引起头痛的原因如紧张性头痛、丛集性头痛、三叉神经痛等常见原因一一排除，通过头颅磁共振和血管成像也排除了器质性病变。

“大爷，您好，我们非常理解您现在的心情，也能够体会到您所经历的痛苦，您的身体检查结果都出来了，各项指标都还不错，我相信只要我们能够找到您头痛的原因，一定可以把您的头痛治好，并且我们也有信心，希望您要相信我们，给我们一个机会，也给您自己一个机会。”估计大爷也是骂累了，他那深陷的眼眶里依然还能发出深邃的目光，直勾勾地盯着我，短暂的目光碰撞之后，大爷开始说话了，这是他住院这么多天来，我们第一次正式交谈。

“你确定能够找到我头痛的原因？”求生的本能使他就算有一丝希望也不会放过。大爷活动了一下身子，我赶忙过去扶他坐起来。

"我有信心，但是需要您的配合啊，我需要知道您的一些情况。医生也不是神仙，对吧。"

看到老陈愿意与我们沟通，老伴和儿子的脸上洋溢着满满的希望。

读书的时候，老师就经常和我们说医生必须关注并理解患者的个体困境，知晓患者的愿望和人生坐标与方向，知道患者观点和诉求，再通过沟通，结合医学知识，与患者及家属一起寻找疾病的解决办法，找到最有利于患者的诊疗方案。看样子，只要你有足够的耐心，就算天天骂你的患者也会明白你的良苦用心，毕竟人心都是肉长的。

经过和老陈1个多小时的交流，我再次感到作为一名医生被赋予的特权，即可以深入体会他人身体和心灵的痛苦。原来老陈经常在家和老伴拌嘴，脾气倔强而且不善与他人沟通，自己也爱生闷气，每次情绪激动的时候，头痛的症状也会伴随而来。住院这一个多星期，由于事事顺着自己，头痛的次数明显减少且症状也有所减轻。

通过倾听患者的讲述，终于获得了仪器检查无法获得的诊断线索：头痛和情绪激动似有相关性。

卵圆孔未闭！心脏超声！发泡实验！这一连串的名词直接冲进了我的脑袋。再仔细询问得知患者既往均未进行过心脏相关的检查。这更加坚定了我的判断。

现实给了我一个大大的惊喜：发泡实验阳性，患者左右心房之间有异常通道——卵圆孔，并将卵圆孔未闭合和头痛之间的关系向陈大爷和家属进行了详细解释，虽然我们没有100％的证据证明两者有必然关系，但种种指向均表明两者之间有较强的相关性。

"我愿意尝试一下，给你们一个治疗的机会，也给自己一次机会，"想不到大爷还挺幽默的，把我说给他的话又回了我，"我同意你们进行介入封堵术，你看什么时间给我安排，我一定配合你们。”看样子，真诚的交流还真的可以从心理上给予患者信心和力量。

手术很顺利，在局麻下从腿部静脉伸入导丝，经下腔静脉到达卵圆孔缺损部位，穿过心脏缺损处之后撑起第一张人工膜，然后将第一张人工膜贴在房间隔上并盖住整个缺损处。然后把介入导管往后撤一点，再撑起第二张人工膜，将第二张人工膜紧紧地贴在房间隔的另外一边，撤出导管。这个操作过程，一气呵成，再次行心脏造影，可见卵圆孔封堵器位置良好，左右房间隔无分流表现。

术后第二天，不知道什么原因，陈大爷又在病房里向自己的儿子发飙，听到声音，我赶忙向病房走去。

“大爷，你的头还疼吗？”

“咦咦，你别说，我这头真的不疼了，效果真的好明显。”大爷开心得像个孩子。接着又向儿子吼了几声。

“大爷，声音小点，别动怒，要不您的血压又高了。”

“医生，不瞒你说，我刚才在试验手术效果呢。”说到这，自己和儿子都笑了起来。

“以后再也不发火了，要不是这次我干的傻事，还找不到原因，歪打正着，哈哈哈哈……”

陈大爷经过几天吼儿子的秘密试验，再也没有出现头痛的症状。

故事启示

科学技术以前所未有的程度和速度控制和决定着我们的生活，渗透与贯穿了我们生活的各个方面，尤其是医学的发展，似乎给人一种假象：医学无所不能。在先进技术设备的加持下，很多医生过分依赖于这些原本是辅助手段的技术，放弃了医患之间本该有的互动，对患者缺乏个性化了解，不知不觉沦为了“技术员”式的医生。

殊不知作为医生的我们，一定要明白一个道理：医生眼里的死亡只是世界里的一个事件，而对患者而言，死亡却意味着整个世界的终结。我们除了可以解除患者肉体上的痛苦，还可以用陪伴和安慰给他们带来温暖，有的时候会有意想不到的收获，这样做，也会给自己带来继续工作的动力和巨大的成就感。

随着医学的发展，专科领域的细分越来越强，结果导致医生在本专业医学理论和诊疗技术上出类拔萃，但却缺乏医学知识的广度，这就给我们的诊疗活动埋下隐患，由于太注重自然科学，而忽略了社会价值和人文思想在疾病诊疗中的意义。

这些问题都给我们敲响了警钟，需要我们医务工作者进一步思考。

科普小知识

卵圆孔未闭在成人中约占25%，平时没有症状也不必特殊处理。发泡试验是诊断卵圆孔未闭异常分流的诊断试验，主要是通过在静脉输入含有气泡的液体，同时可以在患者头部的血管中检测出来。研究认为左右房之间有异常通道会导致静脉中血栓、代谢物经血液循环直接进入脑部，也是引起脑梗死、偏头痛的常见原因。如果你有明显的头痛、肢体无力等相关症状，在排除其他常见原因的基础上一定要想到卵圆孔未闭的致病因素。目前介入术封堵卵圆孔技术已经广泛地用于此类疾病的治疗，多数患者取得了明显的治疗效果。

奇怪的肋骨骨折

——一个喷嚏骨折两根

打喷嚏的现象在我们日常的生活中每天都在上演，每个人都经历过，其多是将进入鼻腔的异物驱赶时出现的一种无意识的本能反射。异物进入鼻腔以后，位于鼻黏膜上的三叉神经向作用于肺部的呼吸肌发出指令，猛烈地排出空气，将异物驱除出境，是鼻黏膜受刺激所引起的防御性反射动作。打喷嚏常见的原因包括感冒、气道过敏、鼻腔异物等，一般来说不需要处理或者只需要对症处理(抗过敏、脱敏治疗等)，多数症状可以很快消退。可就是这种最常见的打喷嚏，在赵大爷的身上闹出了一个"笑话"：一个喷嚏打出来一个心肌梗死。这到底是怎么回事？

赵大爷今年85岁，虽说年龄比较大，但身子骨还算硬朗，生活作息规律，也没有不良嗜好和基础疾病，每天坚持散步5km，精气神看起来和实际年龄完全搭不上边。

这不，今天早上又开始散步了，"阿嚏"一声，一阵剧痛突然来袭，赵大爷捂着自己的左侧胸口，顺势就坐在小区路边的椅子上动弹不得。

路人见状都围了过来，看着大爷捂着胸口，额头上布满了汗珠。

“得赶紧打120，这左侧胸口疼非常危险，去年我老头子就是这个地方疼痛，诊断出来是心肌梗死，幸亏去医院及时，捡了条命。”

“大爷，你没有摔倒吧？”

“大爷，你家住在哪一栋啊？我来帮你打电话通知家里人。”

大家伙七嘴八舌地议论着，幸好赵大爷此时意识清楚，报了电话号码，小区邻居赶紧拨了120和赵大爷闺女的电话。

就在赵大爷的闺女前脚刚到，120救护车就赶了过来。邻居们齐心协力将大爷抬上了救护车。

这是我刚到急诊科跟随120出诊的第一天，对我来说还相当有纪念意义。

“医生，我现在左侧胸口好痛啊，会不会是心脏病，刚听人说有个人和我疼的是一个地方，结果是心肌梗死，我这会不会也是这种情况啊?”大爷气喘吁吁、满脸愁容地和我说道。

旁边的女儿更是着急得不得了：“我爸平时身体蛮好，早上在楼下散步好好的，怎么会出这档子事情，他没啥事情吧?”

“先别着急，现在是什么病还没有确定，”我连忙问，“大爷除了胸口疼痛，还有没有什么地方不舒服啊？比如有没有胸闷、心慌，有没有肩背部、颈部或者其他什么地方痛?”

“我除了胸口疼外，其他地方都还好，尤其当我喘气、深呼吸的时候疼痛更厉害。我想起来了，我这疼痛就是在打喷嚏过后突然出现的，平时从来没有出现过胸痛的情况。”我看了一下监护仪，赵大爷的生命体征平稳，血压、氧饱和度没有异常，心电图也没有提示心肌有缺血的表现，我朝着大爷胸痛的位置轻轻地按了一下，还没有等我问疼不疼，大爷“哎哟”一声，身体本能地躲闪了一下。

这些疼痛和胸部按压、胸廓运动关系非常密切，加上心电图没有提示心肌缺血表现，初步可以排除心血管系统疾病。可是大爷早上还好好地，也没有外伤，这胸部怎么会突然疼痛呢？这表现倒是很像肋骨骨折，可是怎么会肋骨骨折呢？难道打喷嚏也会肋骨骨折，没有听过啊？还是先到医院做下相关检查，再进行下一步诊治。

很快相关检查结果出来了，反映心肌缺血的肌钙蛋白正常，心电图也没有见到异常改变，而胸部 CT 发现了端倪：左侧第五、六肋骨靠近腋前线处骨折，其中第五肋断端轻度移位，第六肋可见无明显移位的骨折线，余未见明显异常。至此，赵大爷的胸痛症状终于真相大白。

难道一个喷嚏真的能使肋骨骨折，这也太夸张了吧。既没有听说过，又没有在书上看过。请教上级医生，这是从小学阶段老师教我们的学习法宝。

在李主任那里我找到了答案：打喷嚏的时候需要用到胸部肌肉和肋间肌的收缩，用力地把肺里面的气体快速地喷发出来，而肋间肌和胸部肌肉很多都是附着在肋骨上的，这些肌肉强烈地收缩就会对肋骨形成牵拉，剪切力达到一定程度就会使肋骨骨折、位移，特别是合并有明显骨质疏松的高龄老人，更容易出现肋骨骨折。

原来如此，还好赵大爷的骨折没有引起其他并发症，请胸外科医生会诊，按单纯肋骨骨折处理。

故事启示

“纸上得来终觉浅，绝知此事要躬行”。的确，从书本上得来的知识，毕竟是不够完善的。如果想要深入理解其中的道理，必须亲自实践才行。医学是一门实践性很强的学科，对任何疾病来说，首先要理解其发生、发展的过程，这样才能清楚疾病的表现，认识它本来的样子。

老人出现左侧胸部突发的疼痛，很多人第一反应是心血管疾病。肋骨骨折多是由胸部受到外部的物理损伤导致，对于无外伤的患者，很少会第一时间想到肋骨骨折。先入为主的思维方式往往会严重禁锢我们思考问题的空间，殊不知自身肌肉收缩引起的剪切力也同样会导致肋骨骨折，尤其是老年患者多合并有明显的骨质疏松，因此打喷嚏发生骨折也就不难理解了。

急诊科是患者最集中、病种最多、抢救和管理任务最重的科室，是考验医生第一时间反应能力的救治生命的前沿阵地。急诊是抢救危急重症患者最有成就感的学科，作为一名急诊科医生，除了要有过硬的操作技术，还要有丰富的理论知识和广阔的视野，同时在面对患者时更需要客观冷静的判断、全面理智的分析，并与每一位患者实际情况相结合，结果才可能是最优的。

当我们感冒时打喷嚏，这种喷嚏源于鼻部血管对湿度和温度甚至有辣味的食物敏感性增强。当然还有其他打喷嚏的原因，包括非过敏性鼻炎、鼻塞、咽痛或眼睛发痒、流泪、花粉、霉菌、螨虫等也是打喷嚏的常见原因。多数过敏性相关的打喷嚏，可以通过用抗组胺药物有效治疗，在家治疗要着眼于减少过敏原如灰尘、霉菌、头屑等。如果你有花粉症，可通过在外出前做适当的预防措施来减轻不适。你还可以进行一种过敏原的皮试检查，通过过敏性注射使你对一种特异过敏原产生脱敏。

常用的治疗药物如抗组胺剂，可以使黏液干燥或减少阻塞鼻子中的肿胀血管的渗出；色甘酸钠通常为鼻部喷雾剂的处方药，帮助过敏者减少体内组胺释放；而可的松鼻部喷雾剂可以减轻炎症，也可以减轻症状。

可见打喷嚏也是可预防可治疗的，对于有骨质疏松的老年人，打喷嚏可要悠着点，可以用双手按压胸壁，防止打喷嚏时胸廓过度扩张，尤其是打喷嚏后突发胸痛，可不能想当然与心脏疾病联系在一起。

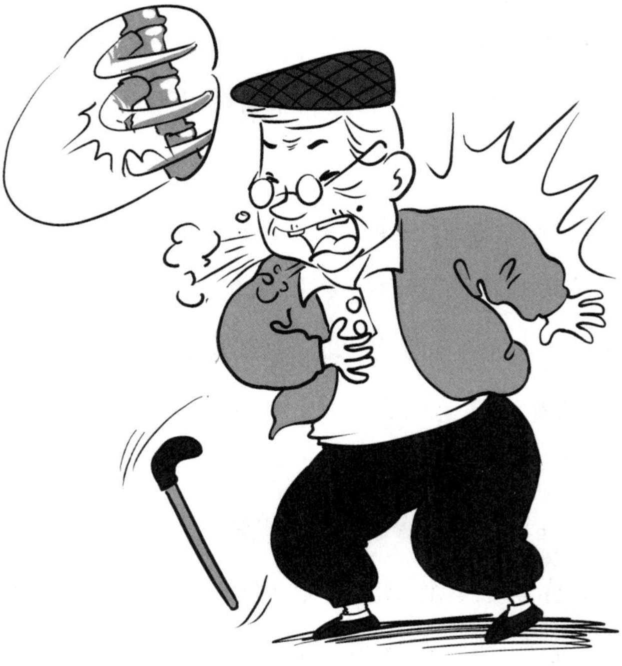

鱼叉引起的命案，谁之过？

——自作孽不可活

人命关天是自古以来中国人对生命最朴素的认知观。“健康所系、性命相托”，是我们每个医学生在步入神圣医学学府时的庄严宣誓。“我志愿献身医学，热爱祖国，忠于人民，恪守医德，尊师守纪，刻苦钻研，孜孜不倦，精益求精，全面发展。我决心竭尽全力除人类之病痛，助健康之完美，维护医术的圣洁和荣誉。救死扶伤，不辞艰辛，执着追求，为祖国医药卫生事业的发展和人类身心健康奋斗终身！”在我从医30年的生涯中，就曾经遇到过一位明明能救却无法救治的患者，这么多年过去了，回想起来仍是五味杂陈，患者的死亡到底是谁的错？到现在我都没有想明白，当时的场景就像昨天才发生一样。

值班电话铃声响起，“胸部鱼叉刺伤，鱼叉已经进入胸腔，可能需要急诊手术，请你马上会诊。”急诊科赵医生说话还是那么干脆利索。

胸部刺伤，恐怕是一场刑事案件。多年的临床工作，尤其对于急诊科会诊，让我养成了边走边思考病情的习惯。还能活着送到医院的胸部刺伤，心脏和主动脉损伤的可能性不大，或者就算有损伤，伤道出血速度应该也不快，最有可能的是肺部损伤伴有血气胸，希望我的判断是正确的。

当我走到急诊抢救室,发现和往常一样又是一场打架斗殴引起的事件。询问了一下患者病情,此时患者意识模糊,可唤醒,说话言语不清,伤口位于右侧腋前线,已经行纱布包扎。查体:体温36.8℃,心率135次/min,血压85/64mmHg,血氧饱和度93%,气管居中,左肺呼吸音清晰,右侧肺呼吸音低,右下肺叩诊实音,心脏查体未见明显异常,其余部位未见明显损伤痕迹。

“赵医生,这名患者需要急诊手术,立即按急诊手术流程处理,不排除心脏和主动脉损伤,建议进入复合手术室,可以在麻醉的同时完善胸部CT检查。”我陪着患者一起进入手术室,胸部CT可见患者右侧胸腔内大量积液伴有肺不张,同时合并有气胸。考虑此时患者家属还没有赶到医院,无奈只能简单向患者交代了一下病情,并向科室领导和医院主管部门汇报了相关情况。为了抢救患者,在法定代理人或被授权人无法及时签字的情况下,可由医疗机构负责人或者授权的负责人签字,对于我们也按照相关手续履行了程序。

全麻成功后打开胸腔,清除胸腔内积血和血凝块,可见右肺上叶肺表面,可见肺部裂伤并明显渗血,予以行缝合止血,张肺通气、行鼓肺水试验未见明显漏气。行胸腔内冲洗消毒,放置胸腔闭式引流管接水封瓶,手术大约一个半小时就宣告结束,整个过程进行得非常顺利。此时患者父母也赶到手术室门口,发生这样的事情父母一定着急,我脱下手套和手术衣赶忙过去告知患者家属相关情况。

“阿姨您好,我是您儿子的手术医生,手术很顺利,现在手术已经结束,需要办理住院进一步治疗。”简单向患者的母亲介绍了患者的病情和手术的过程,本以为患者母亲紧皱的眉头会舒展开来,可是我发现母亲的眼睛充满了一种难以读懂的目光。紧张、忧虑、高兴、惆怅都不太像。突然,母亲的嘴巴、双手和头部开始颤抖了起来。

“医生，我们不治了，我们现在就要回家。”父亲也在旁边肯定地点了点头附和说：“医生，我们不想治疗，想现在就带孩子回家。”

从医这么多年，我听到的都是家属要求全力救治，哪怕有1%的希望也要尽100%的努力。

“什么，要回家？”我怀疑自己听错了，“回家，不治了，你这样回去会要了他的命了，麻醉还没有苏醒，患者还没有自主呼吸，你确定是要现在回家吗？”

“是的，我们是要立刻回家，而且马上就要回去，车就在楼下，家里亲戚都来了，我们家里都商议好了，现在一切由我们老两口做主，我现在就去把治疗的费用交了。”

“为什么不住院啊？这样真的会要了他的命的。”

“医生，你就不要问了，我们家的情况，你不了解，这个孩子我们不要了。”

此时的我完全已经慌了神，工作30年了，家属放弃治疗的事情也是时有发生，可多是癌症晚期的患者或者是多发脏器功能衰竭的病人。这种事情还是第一次遇到，能救治却放弃治疗，而且患者才20多岁。从某种角度上说，现在放弃治疗就等于杀人啊！无法想象后面的事情该如何处理，赶紧向上级医生和医院相关部门汇报。

此时，我看见母亲的双手在自动放弃治疗同意书上签字，20多个字写了将近10分钟，弯弯曲曲的字像是画出来的，颤颤巍巍抖动的手和纸张碰撞出的声音听起来是那么刺耳。

就这样，患者被自己的母亲和几个亲戚抬上了担架拖走了。

这算什么啊，救死扶伤吗？这可是一条人命啊！麻醉没有苏醒，没有呼吸支持，这能坚持多久啊？家属为什么要立刻回家？这是他的母亲吗？怎么这么狠心，连自己的孩子都不要了？我是不是再坚持一下等麻醉醒了再让他们回去？可父母白纸黑字写得很清楚要求放弃，相关后果也和家属说了啊！那天晚上我躺在床上，反反复复地思考这个问题，这背后到底有什么故事呢？

1周后我的疑问终于被解开了。一名警察通过医院相关部门找到我询问当天治疗情况。通过警察同志的口，我才了解到整个事件的来龙去脉。赵腾云（化名），男，29岁，村子里面有名的恶霸，打架斗殴、吃喝嫖赌全部占全，十里八乡都知道他的赫赫威名。3年前殴打自己的老父亲，把家里的粪桶扣在老父亲的头上。平时动不动就对自己的母亲拳打脚踢，母亲因为害怕被打，常年不敢在家。此次被刺伤，也是他持刀入室抢劫，被对方正当防卫捅伤，还是对方打120电话送到医院来的，难怪连自己的母亲都不想救他，这简直是闻所未闻。

警察同志走了。可不管生前有多么的十恶不赦，一条年轻的生命就这样消失了，他的死到底由谁来负责，我陷入了深思：究竟他死亡的原因是什么？后来我咨询了几个法律方面的专业人士，答案都出奇的一致。

意外死亡！

真的很意外！

也应了那句老话：天作孽犹可恕，自作孽不可活。

故事启示

赵腾云之死，到底谁该负有责任，我后来咨询了相关的法律界人士。持刀入室抢劫，对方正当防卫，并且通知120救护车及时送往医院抢救，他们所作所为合情合理合法，没有责任。作为一名医务工作者，对患者及时救治，顺利完成手术治疗，相关手续均履行合法，没有责任。患者父母，作为合法监护人，在患者意识丧失的情况下，也有权决定患者采取何种治疗方式，也没有责任。可一条鲜活生命没有了，这个责任还只能自己去负，可叹又可悲！

没有乳腺肿瘤的乳腺癌

——扑朔迷离的肿瘤

乳腺癌是女性最常见的恶性肿瘤之一，发病率占全身各种恶性肿瘤的7%～10%，已成为威胁女性健康的主要病因。随着社会的发展和生活水平的提高，越来越多的女性开始关注自己的乳房健康。乳腺癌，顾名思义乳房上长了恶性肿瘤，可有那么一种特殊类型的乳腺癌，却在乳房上找不到恶性病灶，这到底是怎么回事呢？

张莉（化名），37岁，是一家上市公司的高级白领，在工作中对下属和自己都有极为严格的要求，同时对自己的健康也是十分关注。上周单位组织的体检发现左侧腋窝有一枚增大的淋巴结，大小约2.5cm×2.3cm，活动度可以，也无明显疼痛不适，其余各项检查均未发现异常。

对于普通人来说，可能也就一带而过，因为身上淋巴结偶尔肿大也是常有的事情，多数过几天慢慢就消了，也无大碍。张女士的性格和做事的风格可不允许这样的情况出现。凡是一定要找出一个答案，这次也不例外。

“医生，麻烦您看一下我的体检报告，乳房体检发现我的左侧腋下有一枚肿大的淋巴结，平时身体状态挺好，每周还坚持三四次的身体锻炼，其他检查没有发现明显异常，就是这个肿大的淋巴结让我心里忐忑不安，你帮我分析一下原因。”张女士两眼目不转睛地盯着我，好像我的脸上写满了答案。

“淋巴系统是人体最重要免疫器官，主要功能是清除体内有毒与有害物质，腋窝淋巴结肿大原因大多数与炎症性疾病有关，如腋窝皮肤炎症或相应上肢皮肤感染等，但这类淋巴结肿大多数伴有一定疼痛感，随着炎症控制肿大的腋窝淋巴结会变软，甚至消失。有时候腋窝淋巴结肿大与肿瘤性疾病相关，最常见的是乳腺癌，如果出现淋巴结转移，通常可以在同侧腋窝摸到肿大淋巴结。还有淋巴或血液系统疾病，有时也可在体表触摸到肿大的淋巴结。”在我给张女士解释原因的时候，我发现她听得极其认真，怕错过一个字。

“医生，我的左侧腋窝淋巴结不疼也不痒，要不是这次单位组织体检，我还发现不了它的存在，会不会是恶性肿瘤啊？听你说有可能是乳腺癌，可是我的乳腺体检也没有发现什么问题，这到底是怎么回事啊？”

“这样，你体检的是乳腺超声，建议我们再复查一下乳腺钼靶，钼靶和 B 超各有各的优势，B 超可以告诉有没有肿块，是囊性还是实性，边界是否清楚，形态是否规则，有没有血流。钼靶不一定能看出肿块，但是可以看到乳腺内微小钙化，相较于超声来说更有优势。通常来说，对于年龄比较大的患者，乳房脂肪比较多，做钼靶更有优势。对于年轻、乳腺腺体比较致密人群，做 B 超更有优势。这两个都是互补、缺一不可的，没有谁比谁更优，要根据具体情况具体判断，找出到底适合做哪一种检查。”

听了我的详细介绍，张女士又对自己的双侧乳房行钼靶检测，结果也没有发现异常情况。为什么会出现这种情况呢？难道就是单纯淋巴结反应性增生改变？思路能否更开阔一点，张女士难道是淋巴瘤抑或血液系统肿瘤？我们又对张女士的浅表淋巴结、胸腹部增强CT检查、血常规、肿瘤标志物检查，均没有发现肿大的淋巴结和其他异常结果。一系列结果检查，均让我们无功而返，张女士非常焦急，连续几天的奔波加上单位的工作压力，已经让她焦头烂额。

“医生，你必须得给我想个法子，这个腋窝里面的疙瘩不明确原因，我现在是饭也吃不下，觉也睡不好，每天脑子里都是这个事情，昨天开车还差点闯了红灯。”

“如果诊断不清，我们还可以通过采用穿刺或手术切除淋巴结活检的方式，明确肿大淋巴结具体病理。如果诊断为恶性，要根据病理特征和相关分子标志物分型来分析组织的来源，这样更有把握，因此组织学病理诊断是我们诊断疾病的终极武器，也就是我们常说的金标准。”

“医生，那赶紧做吧，我已经考虑清楚了，赶紧的。”果然是个干练的女强人，没有一丝拖泥带水。

术后病理结果考虑为恶性淋巴结，结合免疫组化分型（ER＋＋、PR＋、HER－2＋＋＋）考虑为乳腺来源。当我把这个消息告诉她的时候，她用非常诧异的眼光看着我，不停地说着：“这怎么可能，我乳房上没有肿瘤也会得乳腺癌，这怎么可能呢？医生还没有别的可能啊？”

“从目前的检查结果来看，你应该是得了一种叫隐匿性乳腺癌的罕见类型乳腺癌。隐匿性乳腺癌一般是指以腋窝淋巴结转移或其他部位远处转移为首发表现，临床检查往往很难发现乳腺肿块的一种特殊类型的乳房恶性肿瘤，具有乳腺原发癌灶生长缓慢而乳腺外的淋巴结或者其他器官等转移癌灶进展迅速的生长特点。一般以手术治疗为主，辅助放化疗，研究表明本病经过合理的治疗后，其预后与早期乳腺癌相似，甚至优于早期乳腺癌，如果想进一步明确身上其他部位有没有转移灶，可考虑 PET-CT 检查，为肿瘤临床分期提供更为精确的依据。”

听了我对她疾病的解释，同时为下一步治疗做了规划，张女士此时表现得极为冷静，让我一怔的是，她接着很平静地说道：“就按你们医生的思路进行诊疗，我已经和我的爱人商议过了，准备行乳房全切＋腋窝淋巴结清扫，我配合你们的治疗，我就一个小小的要求，能不能尽快给我安排手术。”

懂得理智判断的患者是我们医生的最爱。

故事启示

张女士通过体检发现左侧腋下淋巴结肿大，没有像多数人那样选择不管不问，而是采用了一种必求甚解的处事态度，在最短的时间内确诊自己的疾病并得到有效的治疗。从这个特殊的案例中我们应该得到哪些启示呢？首先，我们要学习张女士处理问题果断的风格，面对问题，必须追踪问题的原因，遇到困难能够理性地冷静分析，这种品质的确难能可贵；其次诊断过程都需要从症状推导病因，我们应该尽可能全面地考虑症状出现的部位所有可能发生的疾病，然后收集证据进行一一排除，当你第一次接触患者的时候，不应该有先入为主的观念；最后我们要认识到任何的检查都有其局限性，有的时候很难通过某一项检查得到肯定的结论，身体出现问题，我们都希望在最短的时间内得到明确的结果，尤其是对于一些罕见病，可往往我们并不具备这样的条件，甚至需要加上“时间”这个维度去验证，也就是我们常说的定期观察，根据病情变化决定下一步处理方案。

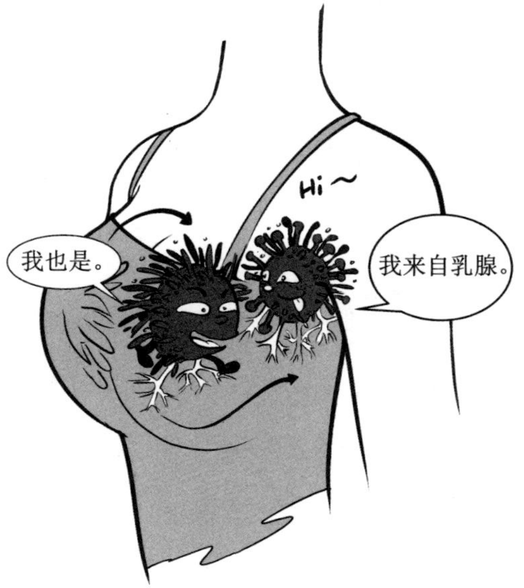

科普小知识

隐匿性乳腺癌是一种罕见的乳腺恶性肿瘤，在我国的发病率占同期乳腺癌的0.3%～0.5%，在国外为0.3%～1%，发病高峰年龄多在55岁左右，女性的发病率明显高于男性，左侧乳腺多见。隐匿性乳腺癌患者多在无意中发现腋窝处无痛性肿块，仅少数患者因肿块累及神经而伴局部疼痛，在乳腺中未摸到肿块。腋窝肿块单个或多个，多个时可分离，亦可相互粘连固定，质硬，若肿块压迫腋静脉可造成患侧上肢水肿，少数患者就诊时已出现远处转移或副肿瘤性神经病综合征。

水果也有可能是杀手

——致命杧果

杧果是热带水果，这些年由于物流的快速发展，杧果已经成为我们日常生活中常见的水果之一，它以其独特的“杧香”征服了不少吃货的味蕾。同时因吃杧果引起急性过敏反应需要抢救的情况也是屡见不鲜，研究发现杧果引起过敏的主要成分是果酸和生物碱。杧果属于漆树科类的植物，引起的过敏也就是局部的接触反应，主要在口周会出现红肿、痒、疼等表现，部分患者可出现嘴唇肿胀，脸部皮肤伴有皮疹，口腔起疱等，尤其是没有熟透的杧果，里面容易引起过敏的成分比例更高。前面所述都是杧果引起的常见过敏症状，而本例患者则是一例进食杧果后出现喉头水肿伴急性会厌炎引起窒息抢救的案例。

杨阿姨今年65岁，因老伴刘老爷子确诊肺癌需要手术，她陪老伴一起到医院来照顾老伴生活。她和老伴从来没有出过远门，这次要不是老伴生病也不会到武汉来。很快老伴完善术前检查，拟近日安排手术，一切都在有条不紊地进行着。

当晚我值夜班，护士突然跑过来告诉我，35床刘老爷子家属出现越来越重的呼吸困难，现在连说话都透不过气。我赶忙跑过去查看患者，见杨阿姨大汗淋漓，伴有明显的呼吸困难和呼吸频率加快，每次呼吸都伴有耸肩样动作，“三凹征”明显。刘老爷子说道：“吃晚饭的时候还好好的，这刚吃完杧果才几分钟就说自己喉咙像堵住一样，呼吸越来越费劲，医生这是怎么回事啊？难道这杧果有毒啊？”

听完老爷子的一番话，我第一反应是杧果过敏引起的急性喉头水肿，因为我母亲也出现过类似情况，当时进食杧果后出现了咽喉部有塞棉花团的不适感，同时还伴有面部红点、瘙痒不适。当时我母亲口服了抗过敏的药物，后来症状慢慢就缓解了，诊断为食物过敏，从此我母亲与杧果告别了。刘老爷子告诉我，这是他老伴第一次吃杧果，看着杨阿姨呼吸困难越来越重，我意识到情况危急，叮嘱护士建立静脉抢救通道，予泼尼松静脉推注、吸氧、心电监测处理，立即联系耳鼻喉科医生，并快速将患者迁入监护室。同时联系杨阿姨子女，告知相关病情，立即办理住院手续，向上级医生汇报杨阿姨相关情况。

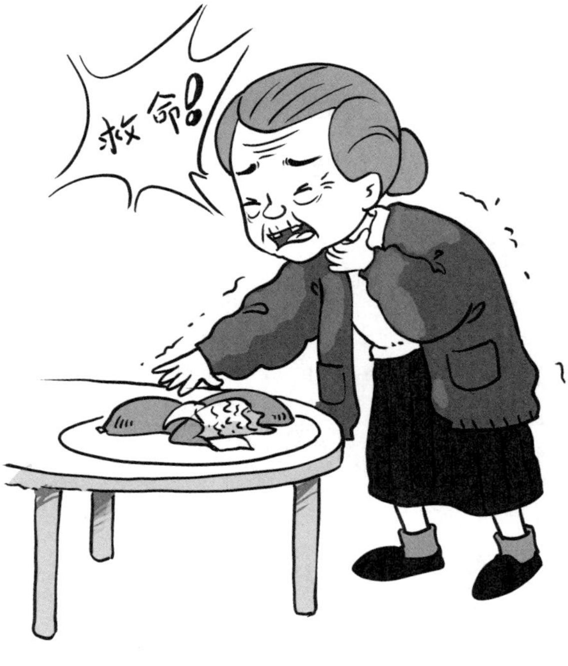

很快耳鼻喉科医生和麻醉科医生拿着喉镜和气管切开包进入重症监护室待命。急救车、相关抢救药品、麻醉药品到位。耳鼻喉科医生经过喉镜检查，发现杨阿姨喉头充血水肿明显、会厌肿大，结合患者相关病史，符合过敏性喉头水肿伴急性会厌炎改变，由于喉头水肿严重，插管难度很大，随时可能需要行气管切开。此时监护仪提示：心率 120 次/min，血氧饱和度 92%。耳鼻喉科医生坐在床边密切观察患者病情变化，眼睛紧紧地盯着监护仪屏幕，希望杨阿姨的病情向好的方向发展。

半小时过去了，杨阿姨的子女也赶到医院，告知相关病情后，他们迅速为她办理好住院手续。可杨阿姨的血氧饱和度情况仍没有明显好转，呼吸困难无好转趋势。急查动脉血气分析：氧分压 58mmHg、二氧化碳分压 55mmHg、血 pH 值 7.25，诊断为Ⅱ型呼吸衰竭合并酸中毒，耳鼻喉科立即行床边气管切开术。尽管这一操作具有创伤，但是患者呼吸道通畅可得到有效保证，术后患者呼吸平稳，血氧情况明显改善，生命体征逐渐趋于平稳。

经过 5 天的积极治疗，杨阿姨的情况明显好转，经喉镜检查提示喉部和会厌水肿充血明显减轻，拔出气管切开处插管，杨阿姨呼吸平顺，予以择期安排出院。

故事启示

通过此案例我们得到以下几点启示：①对于急性会厌炎，不管是什么原因引起的，首先要记住气道通畅永远是第一位的。气管插管不能替代气管切开，急性喉头水肿合并会厌炎时，声门周围会被水肿的黏膜堵塞，插管的成功率很低。②无论诊断时病情表现如何，都不能作为判断病情的理由，病情存在迅速恶化的可能，此时必须有掌握气道管理的专科医生保驾护航。③此次抢救前期，患者并没有办理相关住院，我们应该清醒地认识到遵循诊疗流程和核心制度是非常有必要的，但是我们更应该从根本的层面去理解这些制度，遇到紧急情况，不拘泥于常规，敢于打破常规其实也是为了最大限度地保护患者的利益。在制度和患者的利益发生冲突，尤其是紧急抢救的情况下，我们首先考虑的是患者的利益。试想，如果是仅仅为了墨守成规，坚持所谓的制度，错过最佳抢救时间，导致患者死亡，这还是医者的初心吗？④明天和意外到底哪一个先到，我们谁都无法预计，杨阿姨如果在家里或者距离医院较远，后果可能也无法预计。这个案例也告诉我们生活中的一个小哲学：对于新鲜事物的尝试，除了新鲜带来的喜悦和刺激外，也暗藏着不可预知的风险。

科普小知识

急性会厌炎

急性会厌炎主要累及喉部声门上区的会厌及其周围组织的急性炎症病变，以会厌高度水肿为主要特征。急性会厌炎是耳鼻喉科的急重症之一，病情进展迅速，多数患者经及时治疗多可获得痊愈，少数病情凶险者可导致窒息，死亡率较高。急性会厌炎的病因和发病机制有两大类，主要为细菌、病毒等感染所引起的，部分也与变态反应性疾病有关，比如本例患者出现的杧果过敏。急性会厌炎早发现、早诊断、早治疗对于控制疾病发展极其重要，要注意观察身体变化，尤其是呼吸循环情况。对于有疑似急性会厌炎临床表现的患者更应该及时就诊以明确诊断，建议至耳鼻喉科进行诊治。

海姆立克急救法

海姆立克腹部冲击法（Heimlich maneuver）也称为海氏手技，是美国医生海姆立克先生发明的。在此之前，患者如果被异物堵塞上呼吸道，人们往往采用拍打后背的方式进行急救，但海姆立克医生认为这样不但无效，反而容易让异物进入呼吸道更深的位置。于是他通过反复实践，提出了海姆立克急救法。其原理是对腹部施行较大冲击，促使膈上抬，压缩胸腔体积，利用肺部残留的气体形成气流，把呼吸道的异物冲出来。1974 年，海姆立克首先应用该法成功抢救了一名因食物堵塞呼吸道而发生窒息的患者，从此该法在全世界被广泛应用，拯救了无数患者。其中包括美国前总统里根、纽约前任市长埃德、著名女演员伊丽莎白·泰勒等。电影《人在囧途》中的王宝强就是利用此法救了一个枣核卡住喉咙的老奶奶，因此该法被人们称为“生命的拥抱”。具体操作手法如下：急救者从背后环抱患者，双手一手握拳，另一手握紧握拳的手，从腰部突然向其上腹部施压，迫使其上腹部下陷，造成膈肌突然上升，这样就会使患者的胸腔压力骤然增加，由于胸腔是密闭的，只有气管一个开口，故胸腔（气管和肺）内的气体就会在压力的作用下自然地涌向气管，一次不行可反复多次，每次冲击将产生 450～500ml 的气体，从而就有可能将异物排出，恢复气道的通畅。

“可爱”的眯眯眼

——重症肌无力惹的祸

有一种病，你会感觉全身没劲，四肢乏力，呼吸费力，耷拉着眼皮，睁不开眼睛。也有可能你觉得浑身都是力气，可就是使不出来。这到底是怎么回事呢？本案例就为大家介绍一位“眯眯眼”患者，以她自己独特的经历向大家介绍一种不寻常的疾病——重症肌无力。

读研一的小赵，今年25岁，高挑的身材，皮肤白皙，一看就是个美人胚子，可最近不知道怎么回事，最近两个月总是感觉自己睁眼无力，但休息一会症状可以稍微缓解一点，除此之外，其他饮食睡眠活动都没有明显异常。

眼看要期末考试了，学习的压力越来越大，可是越到关键时刻，自己的双眼越不听使唤。不仅如此，活动后感觉胸闷症状也比以前明显加重，这到底是怎么回事？小赵的心里一直在犯嘀咕，我以前身体可不是这样的，半年前我还在学校的田径运动会上获得女子800m第三名呢！

带着种种不安和疑问，小赵来到我的门诊。仔细向我讲述了她的情况，除了上面这些症状外，她感觉最近特别容易疲劳，学习也提不起精神，尤其是下午或晚上劳累后胸闷症状更加明显，早上起床或者休息后症状可有缓解。今天早上发现吃东西时也觉得咀嚼无力，喝水的时候还呛了几次。听完小赵的描述并结合她的症状，我初步判断她可能得了一种叫重症肌无力的疾病。

通过进一步胸部增强CT显示小赵的前上纵隔可见一大小约3.2cm×4.3cm的肿物，伴有胸腺区组织明显增生。为了进一步确诊，行神经肌肉电生理检查，包括神经电刺激、常规肌电图和神经传导速度和单纤维肌电图检查均提示为阳性反应。为了进一步验证我们的推断，对小赵做了新斯的明试验，其在注射新斯的明药物后，其相关不适的症状在短时间内明显好转。紧接着小赵的血清抗体报告也证实了我们的判断：乙酰胆碱受体抗体阳性。

经过积极的术前准备和药物控制（胆碱酯酶抑制剂、糖皮质激素以及免疫抑制剂等），患者临床症状不适症状明显减轻。我们通过胸腔镜辅助剑突下切口，给小赵做了胸腺瘤切除术＋胸腺扩大切除术。术后当天拔出气管插管，并采用溴吡斯的明维持治疗，术后患者恢复顺利，全身状况明显改善，曾经的大眼睛美女又回来了。

故事启示

重症肌无力（myasthenia gravis，MG）是一种神经肌肉接头传递障碍的获得性自身免疫性疾病；病变部位在神经肌肉接头的突触后膜，该膜上的乙酰胆碱受体受到损害后，受体数目减少。主要临床表现为骨骼肌极易疲劳，活动后症状加重，休息和应用胆碱酯酶抑制剂治疗后症状明显减轻。随着病情的加重，患者还可出现眼睑下垂、吞咽困难、呼吸困难等表现。研究发现，重症肌无力患者发生胸腺瘤和或胸腺增生的概率较大，行胸腺瘤或胸腺增生切除可以明显缓解肌无力相关症状，并减少相关药物的口服剂量。本病作为免疫系统疾病的一种，目前在医学上还无法得到有效的根治，但通过积极治疗可以延缓疾病的进展，减轻或缓解症状，延长患者的生存周期。

不得不承认，在现有的医学背景下，对待此类疾病医生只能尽力而为，但不管是在什么条件下，我们始终拥有严密的逻辑推理能力。当怀疑患者身患某种疾病时，特别是罕见病时，一定要仔细回顾患者展示的每一个细节，因为真相往往隐藏在矛盾的细节中。

科普小知识

渐冻症，又叫肌萎缩侧索硬化(amyotrophic lateral sclerosis，ALS)，是一种罕见的神经系统退行性疾病，主要影响大脑和脊髓中的运动神经元，导致肌肉逐渐萎缩、无力，最终瘫痪。患者通常意识清醒，但逐渐丧失运动、说话、吞咽甚至呼吸的能力。早期症状：手脚无力、肌肉震颤、僵硬，可能伴随语言含糊或吞咽困难。进展期症状：肌肉萎缩扩散，行动能力丧失，呼吸肌受累须依赖呼吸机。特殊表现：部分患者出现认知功能下降如额颞叶痴呆。通常不损害感觉神经、视力、听力及肠道/膀胱功能。目前其发病原因尚不明确，可能与基因突变(如 *SOD1*、*C9ORF72* 基因)、谷氨酸毒性、氧化应激、免疫异常有关。渐冻症目前无法治愈，但综合治疗可延缓病程并提升生活质量，早期诊断与全方位管理是改善预后的关键。患者及家庭须寻求专业医疗团队支持，并关注最新临床试验机会。

蛇咬也是幸运

——塞翁失马，福祸相依

毒蛇和肺癌，这对风马牛不相及的事物怎么还有渊源呢？这里要给大家讲一个离奇的真实故事。

57岁的方女士，是湖北省咸宁市通城县的一名农民，2020年5月14日，她在田间劳作时，地里突然窜出一条半米多长的花斑蛇，将她右手无名指中段咬了一口。方女士顿时感到剧烈疼痛，停下手中的活，立刻回到家中，用水冲洗了一下并包扎起来，家人遂将其辗转送到当地县人民医院，进行清创、消毒等简单处理后转入我院进一步治疗。

在我院急诊科时，医生检查发现，她的右手无名指上有米粒大小的毒蛇咬痕，手背明显肿胀，蔓延到上臂。手上皮肤出现青紫，有水疱形成，医生对她的伤口进行了及时的处理。由于当时在疫情期间，所有住院患者必须行肺部CT检查，这一查发现了一个大问题：在方女士的左侧肺部发现一个直径1cm大小的肺部结节，高度怀疑肺癌可能性大。5月19日，蛇咬伤病情稳定后，转入我院心胸外科。在治疗蛇咬伤的同时，积极行术前准备，并于5月26日行手术治疗，术中快速病理结果诊断为非小细胞肺癌，成功排除了这枚藏于肺内的“定时炸弹”。

手术恢复顺利，正式病理结果也确诊为肺腺癌，未有淋巴结转移，病理学分期为Ⅰa期，经肿瘤科医生会诊，无须行后期放化疗等处理，只需要定期复查即可。Ⅰa期的肺癌5年生存率可达90%以上，远远高于中晚期肺癌的5年生存率。术后，方女士恢复情况良好，1周后顺利出院。

看着方女士离开医院的背影，想想还真的要感谢蛇咬的那一口。

故事启示

被蛇咬伤是一场不幸的意外，却也给了方女士一个生存下去的机会。如果不是这场意外，方女士多半想不到要去做个胸部CT检查，也就不会发现早期的肺癌了。本例故事给我们以下几点启示：①定期体检的重要。癌症的可怕之处在于早期基本没有不适症状，

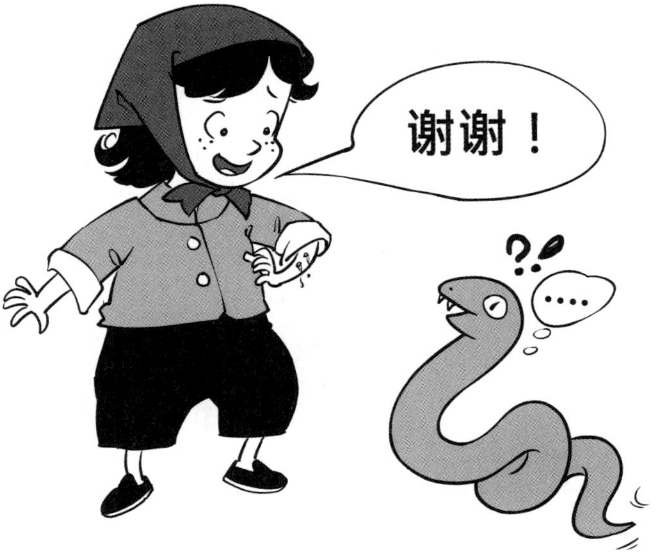

等有明显症状的时候，通常就是中晚期了，特别是晚期肺癌患者，基本上失去了治愈的可能，方女士的幸运主要是早期发现。因此，癌症的早期筛查就显得尤为重要。②低剂量胸部螺旋CT是目前国际上推荐的肺癌早期筛查最主要手段，它可以发现直径<5mm的微小病灶。目前临床上已经放弃曾经常用的胸部透视、胸片进行肺癌筛查。③除了肺癌之外，其他癌症的早期筛查也很有必要，尤其是高危人群，比如，肝癌高危人群如乙肝患者、肝硬化以及长期饮酒的患者等，要做肝脏彩超检查和甲胎蛋白检测；胃癌、肠癌高危人群如慢性肠胃病患者、长期饮食不当者等要做肠镜、胃镜检查；乳腺癌高危人群如初潮年龄早或绝经年龄晚的人群、晚育不育者、有家族史者等需要做乳腺钼靶X线摄片检查等。

特殊的炸伤

——可怕的打火机

打火机作为我们生活中的必备物品，相较传统的火柴而言，极大方便了我们的生活。打火机气体的主要成分是丁烷或异丁烷，是一种易燃、无色、容易被液化的气体，通常情况下正常使用打火机具有较高的安全性，但在强外力作用下也会发生爆炸，对人体造成伤害，甚至威胁生命。如此常见的东西，却差点夺去一个鲜活的生命。

急诊科电话声音划破了宁静的值班室，晚上 11 点钟，大多数患者已经进入梦乡。“紧急会诊”这四个字让我快速向急诊科跑去。

患儿，男，7 岁，家属代诉“1 小时前因咬打火机导致口唇被炸伤”急诊入我院。平时患儿身体情况良好。查看患儿可见口唇和颜面部被炸裂，伤口处渗血明显，意识清楚，无明显的呼吸困难。双肺呼吸音稍粗，各项监护均提示生命正常，无缺氧和休克等异常表现。急诊复查胸部 CT，可见左肺少许斑片状渗出表现，未见明显气胸和胸腔积液表现，同时气管、支气管连续性未见明显异常。口腔科医生会诊后建议入手术室行口腔颌面部缝合，可能就是一个常见的颌面部撕裂伤缝合，手术就交给口腔科兄弟了。

2 小时后手术室电话通知我科监护室准备接收术后患者（备注：

我院口腔科无监护室，大部分术后重症患者都收入心胸外科监护室过渡处理）。患儿各项生命体征均监测稳定，双肺呼吸音稍粗，血氧饱和度正常，只等患者麻醉清醒、肌力恢复拔出气管插管。约30分钟后，突然患者呼吸机出现刺耳的报警声音，接着患儿出现血氧饱和度下降，98%—95%—90%，十几分钟的时间血氧迅速下降，如不及时改变缺氧情况，患儿随时有死亡的风险。呼吸机报警的主要原因是气道压过高，怎么会出现这种情况？提高吸氧浓度至纯氧状态并行胸部查体，发现右侧呼吸音清晰，左侧肺部呼吸音几乎听不到，颈部出现明显的皮下气肿，会不会是气管断裂，其主要表现为颈部疼痛、明显呼吸音困难、咯血或痰中带血、纵隔气肿等，可患者病情进展如此之快，进行相关的检查去验证我的假设已经来不及了。

纤维支气管镜是气道诊治最有力的武器，这个时候终于派上了用场。通过纤维支气管镜，我们发现左侧支气管与隆突交界处断裂，左侧气管开口处被血凝块阻塞。终于找到原因：高压气体导致的气管断裂。幸亏患者右侧气管是完整的，我们立即更换较细的气管插管，在支气管镜的引导下将气管插管插入右侧支气管，单肺通气行左侧气道隔离，将气囊充气隔离左侧气道内积血，防止其阻塞右侧支气管。告知患儿家属相关病情，行断裂气管破裂修补处理，吸净气道内积血，患儿终于转危为安。

故事启示

气管断裂分为开放性损伤和闭合性损伤两种，临床上气管断裂并不常见，多由交通事故、高处坠落伤引起，但其病情表现复杂、进展迅速,如不及时处理可以在短时间内危及患者的生命。如何快速诊断气管损伤是治疗本病的关键,本例患者发病机制不同于以往我们常见的外伤,是由打火机在口腔爆炸产生的高压、高速气流所致,实属罕见。通过本例患者,我们认为应该吸取以下教训:①预防漏诊的发生,对不同创伤引起的发病机制要有明确的认识和精准的判断。本例患者为高压、高速气流损伤导致,我们在抢救治疗过程中仅仅关注了肉眼可见的损伤,对看不见的损伤过度依赖仪器的检查,仅仅靠一张胸部CT就排除肺组织和气道损伤可能,特殊情况显得有点草率。②对气管损伤、断裂的相关认识不足,并非所有气管损伤患者在伤后马上产生相关症状,由于纵隔胸膜、气管外膜的存在,部分患者早期症状并不是那么明显,后期咳嗽、机械通气可能导致气管裂开,从而快速引起严重临床症状,危及生命。③生活中的风险处处都在,尤其意外伤害导致儿童死亡的事件屡见不鲜,的确有很多安全风险超出我们的想象,监护人一定要加强儿童安全教育。

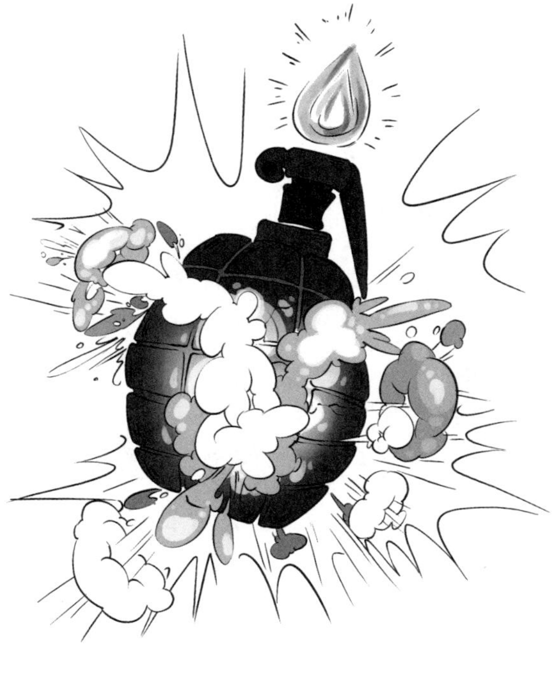

安全气囊不安全

——致命的安全气囊

安全气囊系统是一种被动安全性的保护系统，它与座椅安全带配合使用，可以为乘客提供有效的防撞保护。在汽车相撞时，汽车安全气囊可使头部受伤率减少25%，面部受伤率减少80%左右。在发生碰撞时，安全气囊充气大约需要0.03秒，非常快的充气速度确保身体被安全带束缚不动，头部向前行进时安全气囊能及时到位，同时气体的排出有一定的速率，确保让人的身体部位缓慢地减速。由于安全气囊弹开充气的速度可高达320km/h，碰撞时如果人的乘坐姿势不正确，将给身体带来严重的伤害，尤其是对尚处于生长发育的儿童，可能产生致命性的伤害。尽管我国法律对于多大年龄可以坐副驾驶位，没有统一严格的规定，但是在大多数地方性法规规定驾驶机动车上道路行驶，不得安排未满12周岁未成年人乘坐副驾驶位。一个错误的决定，可能会引起一生的悔恨，安全气囊也有不安全的一面。

2月18日的晚上大约10点钟，值班电话响起。

急诊抢救室一位因车祸导致呼吸心搏骤停的女童，紧急会诊。多年的临床工作已经养成了一种习惯，边往急诊科飞奔，边思考为何会出现呼吸心搏骤停。尽管一句话的信息量,可能都会让你浮想联翩。车祸——呼吸心搏骤停,大出血导致失血性休克?心脏破裂?心包压塞?脑出血?严重肺挫伤?张力性血气胸?一个个严重的并发症在脑袋里面像电影画面一样闪过。

快到抢救室的门口,患儿父母的哭声已经在急诊科走廊里回荡,急诊科抢救室的哭声见证了多少家庭的悲欢离合,顾不了这么多了,救人要紧,这是所有医生的一致信念。急诊科的医生已经在床边行心肺复苏了,满头大汗的赵医生边进行心脏按压边指挥所有的人开展抢救,抢救工作紧张有序、有条不紊地进行着,心肺复苏抢救方案在这儿已经不知道上演了多少回,也不知道挽救了多少条生命,希望这一次能再次成功。

随着监护仪滴滴滴的叫声,心律的波形开始出现,突然间觉得那尖尖的 QRS 波是那么可爱,因为它意味着生命,意味着活着的希望。很快患者心率、血压、血氧饱和度逐渐恢复,心肺复苏有效。此时赵医生才松了一口气,憋红的脸色才慢慢缓过来。我看了一下墙上的钟,从我进急诊室到心律恢复仅仅用了 3 分钟。

“患儿女性,3 岁,母亲抱着孩子坐在副驾驶,因汽车追尾导致安全气囊爆开,导致患儿胸腹部受到严重挤压紧急入院。从受伤到我院急诊科行心肺复苏约 50 分钟,初步考虑是创伤性窒息导致患儿缺氧从而引起的呼吸心搏骤停,由于情况紧急还没有安排相关检查,现在患儿生命体征已经恢复,准备尽快完善影像和生化相关检查,进一步明确患者病情,现在最大的问题就是由于缺血缺氧时间过久,不知道能不能醒过来。”我边听赵医生介绍患儿病情,边对患儿进行查体,可见头颈胸部皮肤、口腔黏膜及眼结膜均有出血性瘀点或瘀斑,双肺呼吸音粗糙,双下肺可闻及明显的湿啰音,气管内吸痰时可见暗红色血痰。复查胸腹部CT可见双肺挫伤明显，未见明显气胸带，双侧胸腔可见少量积液，未见明显肋骨、胸骨骨折，腹部未见异常。心脏超声提示心脏结构正常，未见瓣膜反流改变，心包少量积液。抽血生化检查可见白细胞、心肌酶谱、心肌标志升高，余未见明显异常。

患者生命体征逐渐平稳，唯一期望的是患儿能够早点醒过来。此时患儿的母亲撕心裂肺的哭声将我的思绪拉回到现实。患儿父亲说追尾情况并不严重，仅车头保险杠变形，可没有想到的是安全气囊弹射的威力这么大，现在非常后悔让母亲抱着她坐在副驾驶，说完也呜呜地哭了起来。希望患儿能够快快地苏醒过来，因为脑缺血、缺氧时间太久可引起脑功能障碍，甚至导致成为植物人的情况在临床工作中也是经常遇到，所幸的是经过2天重症监护室的治疗，患儿终于睁开双眼，开始扭动着身体，恢复着自主意识，终于在第三天拔出气管插管，恢复自主呼吸，度过了危险期，万幸脑功能也得到较好的恢复。

出院那天，母亲抱着女儿，不停地亲吻。后来才得知母亲之所以带着孩子坐在副驾驶，一是考虑副驾驶乘坐的舒适，二是孩子坐在前面视野开阔，不容易打闹，容易满足孩子的好奇心。

现在想想这个想法是多么的无知，侥幸的心理差点付出生命的代价。

故事启示

车辆追尾是最常见的交通事故，尤其是在市区上下班高峰期堵车的时候，轻度的追尾事故一般都不会造成人员受伤，可在本案例中却差点夺去了一个孩子的生命，想起此事真的很痛心。本可以避免发生的悲剧，却因为疏忽和无知，现实给了一个血淋淋的教训。首先是对于12周岁以下的孩子严禁乘坐副驾驶的规定置若罔闻，抱着侥幸的心理，可能有些人觉得孩子坐在自己的怀里就比较安全，这是一种假安全的错觉，遇到特殊情况，孩子恰好成为成人的“肉体气囊”；其次父母缺乏相应的急救常识，对心肺复苏的急救缺乏了解。在发达国家，急救普及是衡量一个社会综合实力的标准，也是个人综合素质的体现。而在我国掌握基础急救技能的人还远低于10%，因此在我国推广急救、普及心肺复苏模拟人的操作训练使用是一项艰巨、刻不容缓的任务。

科普小知识

据国家卫生健康委员会统计，我国每年有近60万人因心搏骤停而死，在心脏停搏5分钟内，如果施予正确的心肺复苏，有近50%的患者可以成功复苏，而超过10分钟后患者生还可能性极低。如果我

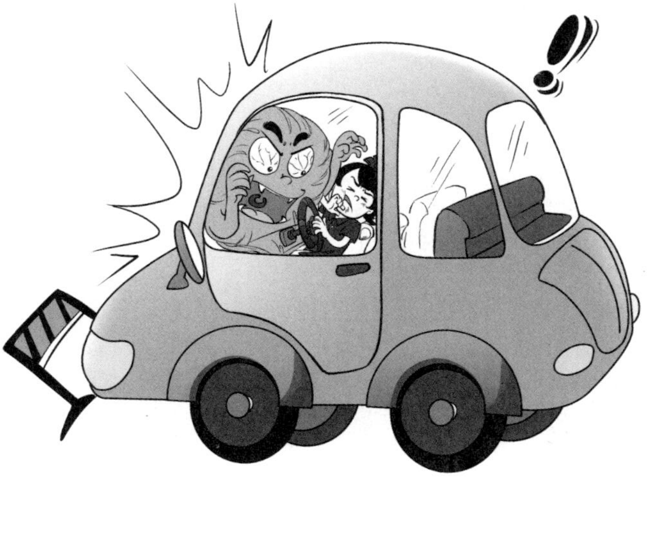

们的急救技能广泛普及的话，可能一半的人可以逃过死神的魔掌。对于心搏骤停的急救最重要的就是心肺复苏，现在通过网络和短视频，我们可以很容易获得相关的学习教程。可以用A、B、C、D、E、F几个英文字母帮助记忆，开放气道(airway，A)、人工呼吸(breathing，B)、人工循环/胸外按压(circulation，C)、药物治疗(drug，D)、心电监护(electrocardiograph，E)、电除颤治疗(fibrillation，F)。

一个医疗事件引发的思考

——药品包装也能吃

一个无意的疏忽，一个不假思索，包装盒也能吞下去。

刘大妈今年68岁，因咳嗽、咳痰7天伴发热2天入院，诊断为大叶性肺炎，经过7天的抗感染、化痰等对症支持治疗，患者症状明显好转，准备第二天出院。凌晨2点钟，刘大妈想着明天就要出院了，激动地辗转反侧难以入眠，值班医生给患者开了一片艾司唑仑（舒乐安定），不承想刘大妈不假思索地将药物和包装盒一起吞了下去，这可把大妈吓坏了，很是后悔自己干了连3岁小孩子都不会干的傻事情，还好包装药片的锡箔纸不大，身体也没有异样，刘大妈也没有什么主观不适，中午解大便把包装锡箔纸连同药片一起拉了出来，大家悬着的心才落地。

故事启示

这个事件听起来匪夷所思，很多读者可能都会认为这么大的人会连包装的锡箔纸也吃下去，太难以理解了。真的是连3岁小孩都不会干的事情，的的确确就发生在我们身边了。还好这件事情没有给患者的身体造成影响，可是如果引起消化道黏膜损伤抑或消化道穿孔，这后果就严重了。有的人可能要说，这肯定不能怪医生。那你吃鱼被鱼刺卡住了，是不是要怪卖鱼的没有提醒你鱼有刺。喝水的时候被呛了，是不是要怪自来水厂没有提醒你，但是作为一名医务工作者，我们有义务将患者面临的各种风险降到最低。其实任何事情都是有原因的，凌晨2点钟人的反应、思维能力都明显下降，而且夜间病房光线较暗，加上在医院的特殊环境，发生这种情况似乎也在情理之中。

后来我们改进了工作方法，将锡箔纸里面的药片剥出来给患者服用，可是部分患者担心我们医护人员手接触太多患者，怕有传染病的风险，也对我们提出了异议，而且这样也增加了医护人员的工作时间和工作量。为了更好地提高我们的服务质量，在临床各个科室的努力和医院的支持下，我们对所有患者的口服药片均采用自动分装处理，并在药袋上打印了药品名称和口服剂量，将这一问题和安全隐患彻底地解决并提高了临床医护的工作效率。

现代医学之父威廉·奥斯勒曾经说过："医学是一门不确定的科学和充满可能的艺术。"医学是一个系统学科，通过科学的技术和方法来预防和治疗疾病。可是由于医学研究和服务对象是人，它又不仅仅是科学，应该包括哲学、社会学、心理学、语言学等所有与人有关的学科，可以这么说，人类的一切学科在医学上都有映射的影子。这就要求我们深刻地认识到每一个患者都是有独立思想意识的个体，其认知的能力、诊疗态度、经济条件、就医的依从性千差万别，而且随时处在变化之中。医生只有充分尊重患者个体意愿，时刻发现自己的不足之处并不断改进，才能最大程度上维护患者的个人利益。

大汗淋漓的双手

——“水手”的烦恼

手掌无缘无故出汗是不是病？不知道大家有没有听说过“手汗症”这个病，整天一双大汗淋漓的手掌困扰着很多人的生活，可能会在开车时握方向盘打滑，或者写字、考试时浸透试卷而影响发挥，甚至因为手掌湿滑产生职业困扰，严重时可能会出现性格怪异，强烈的自卑、不敢聚会、拒绝社交等极端情况。本案例通过一例患者的人生经历告诉大家，多数手汗症是可以通过手术治愈，大多数患者术后症状可以明显缓解，可完全回归正常工作、生活，获得幸福人生。

26 岁的小李是一家餐饮店的厨师，长得仪表堂堂，很是帅气。最近交了一个女朋友，两个人谈了 2 个月，本来感情很好，但女方竟然说男方有病，提出分手，这到底是什么原因呢？

罪魁祸首是小李的手掌总是莫名其妙地出很多汗，尤其是和女朋友见面的时候，不知是自卑还是紧张，双手的汗就像屋檐下的小雨滴一样，滴滴答答个不停。这种情况其实已经伴随小李十几年了，刚开始症状不是那么明显，随着年龄越来越大，症状逐渐加重，平时由于忙于工作，也没有加以重视，要不是女朋友不满，还不知道怎么回事？

两人来到门诊，向我说了他们的困扰。经过我的一番解答，两个小情侣的困惑很快烟消云散。据调查统计，我国年轻人手汗症发病率约为2.8%，一般8～12岁起病，30岁以前症状最为明显，先天家族遗传占25%。关于发病的原因，有一个关键词是“交感神经兴奋”，交感神经和副交感神经组合成自主神经，一旦自主神经发生紊乱，身体相应脏器包括汗腺就会出现失调情况，手汗症就是因为交感神经过度兴奋导致手掌汗腺过度分泌汗液导致。

在术前我们一般要排除结核病和甲亢等增加基础代谢率的疾病和严重的窦性心动过缓。在胸腔镜的引导下，通过一个约1.5cm的小切口，就可以解决一侧的问题，一般两侧都要做，把双侧胸交感神经切断，多数患者均可以获得满意的术后效果。小李经过胸腔镜下离断R4胸椎水平的交感神经，术后双手舒适度明显改善，2～3天出院，获得了满意的治疗效果。

期待小李在爱情的路上一帆风顺，抱得美人归。

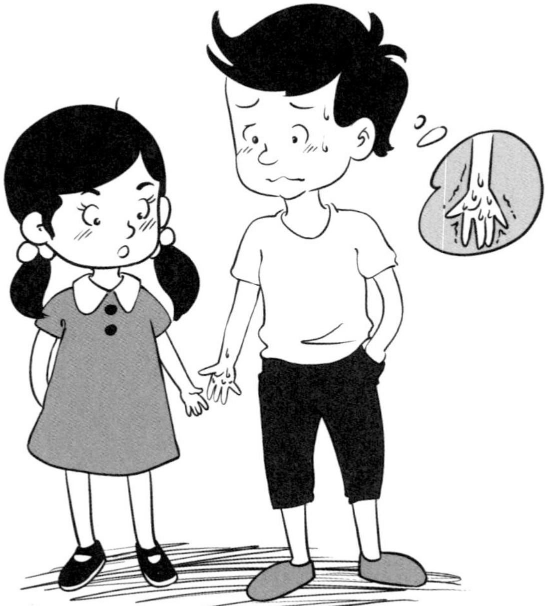

故事启示

手汗症是什么原因引起，这个发病机制目前在全世界还没有弄清楚，部分患者在手汗增多的同时，也伴有脚汗明显增加，医学上常称作手足多汗症。经过医学科研工作者的不懈的努力，现在在发病机制方面有了突破性认识，其主要问题还是交感神经系统兴奋性增强，病理解剖学发现不仅交感神经纤维数目增多，而且整个神经的厚度也有明显增加，所以很容易引起兴奋性增强。同时发现该病有20％左右发生家族性遗传，但不一定是近代遗传，也可能是隔代遗传。

手汗症虽然不会对身体健康和人的寿命产生实质的影响，但往往对患者的生活、社交工作带来较大的麻烦，患者朋友们一定要重视手汗症的治疗，曾有报道因极端多汗症出现低容量休克的报道。根据多汗的程度，可将手汗症分为3级。①轻度：手掌潮湿；②中度：手掌出汗时湿透一张手帕；③重度：手掌出汗时呈汗滴状，有时候还可以顺着手指流下来。对轻度至中度的手汗症，我们不建议行手术治疗，因为该手术仍存在一些无法控制的不确定性，比如出现转移性多汗、双手干燥无汗出现皲裂、部分患者术后出现代偿性多汗，甚至对术后代偿性多汗更难以忍受，表示后悔的情况也偶有发生，但同时我们也要认识到手汗症不是不治之症，大数人通过规范治疗是可以告别“水手”的身份的。

心脏瓣膜感染

——要命的“香港脚”

足癣，又称脚气，俗名“香港脚”，是由真菌引起的接触性传染皮肤病。调查发现，我国足癣的发病率为36.76％，其中南方的发病率可达50％～60％，在某些职业和集体中，甚至可高达80％～100％。传染至手而发生手癣（鹅掌风），真菌在指（趾）甲上生长，则成甲癣（灰指甲）。症状多为脚趾间起水疱、脱皮或皮肤发白湿软，也可出现糜烂或皮肤增厚、粗糙、开裂等症状，并可蔓延至脚底及脚趾边缘伴剧痒。常伴局部化脓、红肿、疼痛、腹股沟淋巴结肿大，甚至形成小腿丹毒及蜂窝织炎等继发感染。如此高的发病率和典型的症状，使得人们对此病已经司空见惯了，可往往令人想不到的是严重的脚癣引起的感染可能会危及我们的生命。本案例为大家介绍一例因严重脚癣导致感染性心内膜炎的患者，一个小小的“脚气”险些造成一个年轻的生命消失。

小杨今年23岁，也不知什么原因最近无缘无故地出现发热，体温波动在37.5～38.5℃，在小区门口的诊所用了几天抗生素，体温较前稍下降，可是没过两天又再次发热起来，2周以来发热断断续续，时好时坏，最近3天开始出现双下肢胀痛，尤其是走路时候症状明显，但他总觉得自己年轻身体棒、能扛，也没有在意，偶尔吃点退热药。昨天开始出现活动后明显心慌、胸闷不适，而且全身可见多处小红点产生，这时小杨才慌了神，赶紧来到大医院进一步治疗。

在门诊，我仔细询问了小杨的具体病情，查体可闻及二尖瓣听诊区收缩期的3级吹风样杂音，音质比较粗糙。多年的工作经验告诉我，这可能不是单纯的发热这么简单，在发热的背后一定隐藏着其他问题，于是将患者收入住院进一步完善相关检查并行全身查体，除了心脏查体发现异常外，小杨的左右脚趾间可见水疱、脱皮表现，同时部分区域伴有糜烂而且范围较大，小腿明显肿胀。抽血化验结果提示：白细胞 16.2×10^9/L、血红蛋白92g/L、血小板 228×10^9/L、中性粒细胞百分比84.2%、C反应蛋白54mg/L、血沉74mm/h、结核菌素试验和结核T-Spot试验阴性、真菌G试验阴性，3天后血培养提示葡萄球菌阳性。心脏超声提示：二尖瓣瓣叶可见大小约1.5cm×0.7cm漂浮样赘生物，同时出现前尖瓣腱索部分断裂和瓣膜破裂，二尖瓣呈现明显关闭不全状态。其余检查包括胸部CT、腹部超声等均未见明显异常。结合临床表现和相关检查结果，初步考虑感染性心内膜炎合并二尖瓣重度关闭不全。

在治疗上根据药敏结果选择抗生素进行积极的抗感染治疗，同时予以吸氧、强心、利尿、营养支持并维持水电解平衡等对症支持治疗。经过3～4天的规范化治疗，体温正常，心慌胸闷的症状明显好转。感染性心内膜炎主要是由病原微生物经过血行途径引起心内膜、瓣膜或邻近大动脉感染所致，多伴有赘生物的形成，可引起器质性心脏病发生，严重可引起败血症、脑卒中、心力衰竭等，研究发现，患者院内死亡率15%～30%，而且有2%～6%的患者治疗后可能复发。

在治疗的过程中，我们一直在思考，小杨出现感染性心内膜炎，他体内的致病菌从何处而来。再次询问仅 2 个月来小杨的身体状况，除了伴随小杨 10 多年的脚气外，其他没有任何不适。足癣引起皮肤破溃，从而导致皮肤表面的细菌侵入血液循环系统，引起感染性心内膜炎，一连串的证据链完全可以解释小杨的病情。当然，到底是不是足癣引起，也是我们的合理性推测，为此我们还专门查阅了相关资料，原来足癣不仅会导致局部感染如淋巴管炎、丹毒及蜂窝织炎，也可以导致疏松结缔组织弥漫性化脓性炎症甚至败血症的发生，可见足癣事小，感染事大啊。

经过 4 周严格的抗感染治疗，连续 4 次血培养均为阴性，各项炎症指标（血常规、CRP、血沉等）均在正常范围内，复查心脏超声仍可见重度二尖瓣关闭不全。择期转心脏外科行体外循环下二尖瓣修复或替换术。

故事启示

足癣不及时的治疗很可能会引起全身的感染，本案例中的感染性心内膜炎极有可能是足癣导致。在患有足癣后一定要及时咨询专科医生，使用抗真菌和抗细菌的药膏进行涂抹和治疗，以免小杨的悲剧再次重演。

科普小知识

为什么足癣会有这么高的发病率呢？这要从足癣的成因谈起。

人的足底和趾间没有皮脂腺，从而缺乏抑制皮肤丝状真菌的脂肪酸，生理防御功能较差，而这些部位的皮肤汗腺却很丰富，尤其是夏季，出汗比较多，加之鞋内空气流通性差、局部潮湿温暖，有利于丝状真菌的生长。此外，足底部位皮肤角质层较厚，角质层中的角蛋白是真菌的丰富营养物质，有利于真菌的生长。如何预防脚气的发生呢？首先，要保持足部干爽，坚持每日用温水清洗足部，尤其注意擦干趾缝，多汗者可使用吸汗粉或抗真菌散剂，避免连续穿同一双鞋；其次，要选择透气鞋袜，优先选择纯透气网面鞋，运动后及时更换鞋袜，潮湿鞋履可用紫外线烘鞋器杀菌；再次，要避免交叉感染，不与他人共用拖鞋、指甲刀等物品，公共浴室、泳池须穿防水拖鞋；最后强化皮肤屏障功能，避免过度使用碱性肥皂洗脚，以免破坏皮肤酸碱环境，糖尿病患者、免疫力低下者更需加强足部医学护理。生活中我们要早期发现足部脱屑、水疱或瘙痒，尽早就医规范治疗，可大幅降低复发风险。科学防护才能让双脚自由呼吸！

特殊的肺部肿瘤

——要你"肺"的瓜子壳

约5000年的中华文明，孕育出了许多绮丽的文化瑰宝，其中"瓜子文化"就是其中香雅隽永的一环。向日葵的向阳精神孕育出这个蒸蒸日上的文明，阳光的种子——葵花籽对于我国14亿人口来说，真可谓一件得天独厚的宝贝。嗑瓜子文化慢慢渗透到了中国的饮食文化中，成为一种极具特色的民俗习惯。嗑瓜子的习俗最早兴于北方，农闲时大家整天待在家中避寒，消磨时间的主要方式就是嗑瓜子聊天，一粒小小的瓜子，多年来温暖了诸多寒冬，点缀了无数亲邻和睦的生活美景。可就是这么一粒小小的瓜子壳却让我们的张女士痛失自己的右下肺叶。

张女士今年47岁，因"咳嗽、咳痰伴有间断咯血"入我科门诊寻求进一步治疗。张女士告诉我们，近期活动后感觉体力较以前明显下降且有明显胸闷不适，1周前出现发热、间断咯鲜血2次，在当地医院行抗感染治疗5天后好转，但自己还是担心，想到大医院复查一下。听完张女士对病情的描述，可以判定问题基本上出在肺部，安排行胸部CT检查，半小时后结果回报：右下肺叶部分不张，肺门区局部伴有团块影，大小约3.4cm×4.2cm且周围合并渗出样改变，考虑右下肺肿瘤合并支气管内新生物。

告知张女士相关情况后,建议办理住院行进一步检查治疗。在常规检查的基础上,为了进一步明确支气管内病变情况,准备安排支气管镜检查。结果在右肺下叶气管开口处发现新生物改变,已经将整个下叶气管开口基本阻塞,气管镜无法通过,结合胸部CT情况拟行胸腔镜下右下肺叶切除,如术中病理考虑为肺癌,加行右侧纵隔淋巴结清扫处理。手术进行得很顺利,术中病理考虑气管内新生物为炎性肉芽肿改变,右下肺叶部分呈现实变合并局限脓肿形成,更为重要的一点是病理科医师在肉芽样肿块内发现一粒瓜子壳。这个不寻常的发现着实让我们吃了一惊。

术后病情恢复顺利,张女士得知自己不是癌症,心头的石头也算落了地。我们将她的病情以及在肿块内发现瓜子壳的情况告诉她时,她惊得半天说不出来话。这次气管阻塞的原因是异物瓜子壳导致气管损伤引起肉芽组织增生,最终导致肺不张、部分肺实变和感染发生,可是这个瓜子壳究竟是怎么来的呢?

张女士经过仔细回忆,怀疑可能跟半年前的一次剧烈咳嗽有关。原来张女士平时有两大爱好,躺在沙发上嗑瓜子和看电视台的娱乐节目。这天张女士下班后忙完家务事,又躺在沙发上一边嗑瓜子,一边看起了自己最爱看的电视综艺节目,动情之处哈哈大笑,结果这一笑不要紧,剧烈的咳嗽持续大约10分钟才缓解,最后也没有出现特殊不适,直到这次出现发热、间断咯血才到医院就诊。

真相终于大白。张女士听后懊悔不已,一个看似平常的习惯,痛失一个肺叶,从而留下无尽的遗憾。

故事启示

一粒小小的瓜子壳，在我们生活中显得那么渺小、那么微不足道，可是如果不能正确地认识它，同样会对我们的身体产生巨大的伤害。这个带有鲜血的代价故事蕴含了许多道理：①古人云“食不言，寝不语”，其实蕴含着深刻的生活哲理。吃东西说话确实会增加我们咬到舌头、卡住鱼刺，甚至将骨头等异物吞入消化道的风险。在本书里面，我们还会列举因为食道异物导致更为凶险的疾病。寝不语，就是我们在睡觉前要保持安静，不要说话。学校寝室的“卧谈会”，可能很多人都经历过，天南海北、海阔天空激发了我们活跃的思维，越说越兴奋，很有可能会引起失眠。②生活中很多事情处处充满风险，有些远远超出了我们的控制范围，假如张女士咳嗽的时间不是10分钟，而是天天咳嗽、早期出现咯血，可能就会引起足够的重视，促使她尽早到医院进行检查，发现问题，从而避免自己痛失肺叶，可就是这粒小小的瓜子壳给她开了一个天大的玩笑。生活处处有风险，生活处处有哲学，唯有小心谨慎，我们这艘生命之船方能行稳致远。

别样的开放性气胸

——胸引瓶内液体倒不得

无论是自发性气胸还是继发性气胸，对于胸外科医生是再熟悉不过了。和平年代，胸壁开放损伤导致的气胸极为罕见，尤其是肺癌术后合并人为的开放性气胸，对工作20多年的我，闻所未闻。本文通过一例罕见开放性气胸案例，提醒大家在临床工作中需要处处留心，对患者的术后管理一定要做到事无巨细。

患者老陈，男性，67岁，因“发现右上肺占位3天”入院。入院后常规完善术前检查，未见明显的手术禁忌证，于入院第3天行胸腔镜辅助下右上肺癌根治术。术后当天拔出气管插管，术后恢复情况良好。第2天复查床边胸片，提示双肺复张可，右侧胸腔未见明显气胸带和胸腔积液表现。查体：双肺呼吸音清晰，心脏(—)，胸腔引流瓶水柱波动可，24小时引流淡红色液体约100ml。拟术后第3天拔出胸腔引流管。

可病情变化就发生在术后第2天晚上8点钟，当晚正好我值夜班。护士电话通知我患者突发胸闷、气喘，伴有严重的呼吸困难。1小时前巡视病房时患者精神状态还很好，怎么突然会出现气喘胸闷？边向病房走去，边思考这个问题。仔细询问患者病情，患者自述

5分钟前突发胸闷气喘，症状逐渐加重，此时患者已经出现明显的“三凹征”伴耸肩样呼吸。查体见右侧呼吸音低，左肺呼吸音清晰，叩诊右侧呈现鼓音表现。基本上可以判定患者出现气胸表现，可胸腔引流管还在，胸腔引流瓶也在，怎么会出现这么严重的气胸？我带着疑惑检查了一下胸腔引流瓶和引流管，结果让我心头一紧，胸腔引流瓶内空空如也。我立即行胸腔引流管夹闭，护士重新更换带有生理盐水的水封引流瓶，此时可见有大量气泡从引流瓶冒出，患者胸闷症状明显缓解。

连忙追问家属瓶子里的水去哪了，家属的回答让我惊掉了下巴：“看瓶子里面的水浑了，把它倒了并用自来水把瓶子洗了一下。”术前我们都会对家属做严格术前宣教，关于胸腔引流瓶的注意事项，我们都会重点强调，为何会出现这种情况？经过仔细询问，原来这个陪护家属是今天下午刚过来，对相关情况一无所知，真相终于大白。这个时候患者自述胸闷症状明显好转，呼吸也慢慢平稳下来。

故事启示

开放性气胸多由胸壁损伤引起，破损胸壁处呈持续开放状态，气体随呼吸进出胸膜腔而引起胸膜腔气体增加，从而导致一系列临床症状。本文这例罕见的开放性气胸值得大家重视和思考，从这个案例中我们得到哪些经验教训呢？首先要加强患者的陪护管理和注意事项方面的宣教，我们应在告知相关注意事项后，强调更换陪护后一定要向管床医生和护士说明情况，因为多数陪护不具有相关的专业知识背景，容易做出一些令人匪夷所思的行为，目前我国专业的陪护人员发展还处在探索阶段，临床并没有得到普及；其次对那些术后恢复比较顺利的患者也不可放松警惕，做到临床无小事，对生命时刻都要保持一颗敬畏之心。

吃出来的食管血肿

——槟榔伤你没商量

槟榔是槟榔树的果实，咀嚼槟榔的习惯在东南亚、印度和中国南方很普遍。槟榔目前已经成为仅次于烟草、酒精和咖啡因的世界第四大易于成瘾物。尽管槟榔具有一定的药用价值，如促进血液循环、扩张血管、抗老化，促进肠胃蠕动，增强食欲等，但其具有较强的成瘾性和致癌性，已经成为严重的公共卫生问题，导致我国口腔疾病，尤其是口腔癌发病率逐年上升。咀嚼槟榔缘何会导致心前区疼痛，还能导致食管壁血肿？拨开重重迷雾，让我们看到槟榔的罕见致病危害。

患者，男，62岁，自诉“无明显诱因下心前区疼痛半小时”急诊入院。病程中，患者有明显心前区疼痛并向左侧肩背部放射，同时合并有胸闷、出汗、心慌症状。当地医院初步考虑为急性冠脉综合征，治疗上予以吸氧、扩管、抗凝等对症支持处理后，胸痛症状缓解不明显，为寻求进一步治疗急诊转入我院，完善心电图、心肌酶谱和标志物检查，均未见明显异常，胸部CT显示食管壁肿胀明显并见纵隔积液，考虑食管血肿可能性大。血常规、肝肾和凝血功能检查未见异常。再次仔细询问病史，患者自述曾在胸痛前半小时嚼服槟榔，既往从无嚼服槟榔病史，转入心胸外科住院后有呕血一次，呈现鲜红色量约10ml。根据患者病史，结合临床表现和检查，诊断急性食管炎并血肿形成。

我们对槟榔的成瘾性和致癌作用已经有了深刻的了解，但对于咀嚼槟榔后出现的食管壁血肿报道较为罕见，可能有些人闻所未闻，为此我们查阅了相关文献，进一步了解槟榔的致病机制。关于嚼服槟榔的损伤，目前报道较多的主要集中在槟榔与口腔黏膜纤维化、口腔白斑与鳞状细胞癌的关系等方面，此外研究发现嚼槟榔已成为急性食管炎的第五大常见原因。对于不明原因的胸痛，我们还应该详细追问患者的饮食情况，不放过任何一个细节，可以在某种程度上防止误诊漏诊的发生。临床上食管出血常见的原因包括食管糜烂溃疡、肝硬化伴门静脉高压症和严重呕吐导致食道破裂，很少有咀嚼槟榔引起食管出血的报道。本案例以突发性心前区疼痛为主要表现，转入我院后确诊为急性食管炎并血肿形成，在治疗上也没有较多可参考的案例，为此在查阅相关治疗的基础上，我们联系消化内科医生共同会诊制定了以下方案：①考虑放置胃管或施行胃镜检查可能会引起食管黏膜损伤加重风险，所以我们采用肠胃外营养支持处理。②为了防止细菌移位和反流胃酸侵蚀，我们采取了预防感染和抑酸处理。③考虑患者食管壁出血极有可能是急性过敏反应导致，我们予以静脉滴注地塞米松控制过敏反应处理。经过2周的积极治疗，患者的总体状况明显改善，并且进食3天后无特殊不适，顺利出院。

故事启示

槟榔，在民间被广泛食用，作为药材其具有杀虫、助消化、利水消肿的作用，而实际上槟榔对身体的危害远远大于其对身体的益处。本例患者突发的心前区疼痛，将我们的诊断带入了一个错误的方向，为此，我们认为在今后的工作中应该从以下几点提高警惕：①急性心前区疼痛作为临床中最为常见的症状之一，多数医生首先想到的往往是心血管疾病可能性大，往往在形成这种固定的思维模式后限制了我们思考的能力。本例患者在就诊初期，医生就犯了此类错误，导致患者病情诊断延误。②询问患者病情时一定不要放过任何蛛丝马迹，往往不经意的一句话可能给我们诊断提供巨大帮助，比如本例患者既往从来没有嚼服槟榔，胸痛症状在嚼服槟榔后短时间内发生，两者之间可能存在较大的相关联系。③对临床工作中遇到自己陌生的领域，要善于利用数据库查找相关文献，对治疗方案不明确的地方要联系多学科会诊，优化治疗方案。

一次意外的术前谈话

——“知情权”履行任重道远

本案例源于一次术前谈话。

李瑶(化名)是一位中学老师,今年35岁,因发现左侧乳腺肿物而入院,拟行乳腺肿物切除活检,根据术中快速病理决定下一步手术方案,如为乳腺癌则需要行乳腺癌改良根治术。术前1天常规与患者家属谈话,李老师坚持认为自己作为一名独立的知识女性,有心理准备也有权利知道自己的病情和相关治疗方案。在经患者爱人同意的情况下,夫妻双方均参与术前谈话,医生常规履行告知义务。结果就是这么一次常规的术前谈话,李老师因为过度紧张、焦虑而出现晕厥,险些导致头部着地,酿成事故。

知情同意权对临床医生并不陌生,几乎每天都在履行告知的义务,在告知的内容当中大部分都是关于风险的内容,以至于很多患者和家属认为知情同意告知就是医生为了逃避责任,将风险完全推给患者家属。

首先要明确的是,诊疗风险告知是医生的义务,患者及家属有权知道医疗活动存在的风险和可能存在的预后情况。那么什么是知情同意权呢?患者的知情同意权是在医疗活动中,具有自主行为能力的患者,在自愿状态下接受和理解与其疾病相关的诊疗决策等相关信息。知情同意权是患者应得的尊重,也是法律赋予他们的一项合法权益,知情权主要包括病情了解权、治疗措施的知悉权、医疗费用知晓权。

作为一名临床工作者,始终要知道这个世界是多元的,每个人的生活背景、受教育程度、社会地位等都存在明显的差异,所以我们都是站在不同的角度去考虑问题。受几千年传统儒家思想的影响,生活中家庭成员关系相当密切,患者的很多医疗决策都是家庭成员共同商议后做出的决定,患者往往并不知情。在临床工作中往往需要告知患者的“坏消息”,多数情况下医生会避开患者,直接与家属沟通治疗方案以及可能出现的风险,最终由家属来做各种决定。有些时候,患者明确要求了解所患疾病的信息,我们也会和家属一道用“善意的谎言”来欺骗他们,甚至少数患者出现苦苦哀求医生,想要知道自己病情的时候,我们依然还是选择隐瞒病情,有些患者甚至到生命的最后一刻也不知道自己得的啥病。

面对如此纷繁复杂的关系,我们能做的就是更多地去理解对方,站在对方的立场上思考问题,做到与他们共情,真诚地与他们沟通,尽可能让患者接受我们的专业建议。医生在患者家属的坚决要求下隐瞒病情,担心患者不能承担突如其来的坏消息而做出出格的行为,虽然医生认为这样做不对,但最终还是同意了家属的要求,一方面是担心患者家属的责备甚至责难,另一方面也是尊重传统文化中亲属在患者治疗和死亡安排中的作用,其实我们也理解家属这样做完全是出于善意,但是随着社会发展和患者自我意识的觉醒,越来越多的患者希望自己做主。

医生必须谨记具有自主行为能力的患者才是唯一具有疾病知情

权的自然人，患者的病情自然是他的隐私。在合适的条件下，我们有义务告诉患者真实的病情。大量的研究证实，理想的医患关系是医护人员详细告知病情，患者和家属在充分了解病情、治疗方案及相关风险的情况下和医护人员共同决策。可见患者的参与在疾病的诊疗活动中是至关重要的一环。

李老师作为一名知识女性坚持要对自己的相关治疗方案进一步了解，这本无可厚非，这也是法律赋予她的权利。在了解病情和诊疗方案的过程中，患者出现晕倒症状，虽然是个例，但我们还是要从自身寻找原因。首先，我们的语言艺术和效果如何，有没有需要进一步改进的地方？有没有做到态度亲切和蔼，语言温和，避免恶性刺激。在介绍病情时，有没有使用不负责任的话或不确定的话；其次，要做好患者思想工作，对个别患者提出的不合理要求，应耐心劝解，既要体贴关怀，又要掌握原则，介绍有关病情恶化、预后不良等情况时，不要直截了当、不加“修饰”地告诉患者。最后，我们除了关注患者的躯体疾病，更应该关心患者的心理问题所导致的躯体化障碍，我们应该将患者身心作为整体来看待，达到与患者产生共情的境界。

一个好医生治疗疾病，一个伟大的医生治疗疾病和患者。

总之，患者知情权获得，仍有很长的路要走，需要医患双方共同努力。给患者多一些理解，多一些关心，多一些沟通，这样做，无论是对患者，还是对我们医务工作者来说，终会柳暗花明。患者满心欢喜地顺利出院，才是一名医生最骄傲和满足的事情。

故事启示

关于患者对自己所患疾病的知情权，是法律赋予公民的一项基本权利。医疗机构及其医务人员在履行告知义务时，要充分尊重患者的知情权。如何使患者既了解自己的病情、相关治疗方案及预后情况，又能积极配合医生完成临床治疗，对医生、患者及家属都充满考验，任重道远。

烟

——比原子弹更厉害的“杀人武器”

“上下五千年，好事万万千。何事最销魂，当然数吸烟”。在当今社会，烟草，不仅仅是一种消费品，而且它早已融进了各地的社会风俗和人情世故，发展成一种独特的烟文化。烟草的发展史，也是一部数百年吸烟和反吸烟的斗争史，在禁烟中发展，在发展中禁烟。烟草以其神奇的魔力牵引着无数人的欲望和神经，控制着世界的经济命脉，烟草已经融入我们社会本身。有的人说：“男人不抽烟，枉活人世间。”也有人说：“烟出文章，酒出诗。”在网上发现有这样一段描写：“我爱你，爱你洁白的身躯，自由的灵魂；你是我生活的知己，无言的伴侣；你是我思想的源泉，智慧的小溪；我爱你，我要不停地吻你，吻到海枯石烂，直到你生命最后一息。”香烟真的有这么神奇的魔力吗？真的像文学作品和影视剧里描绘的那样，让你魂牵梦萦、欲罢不能吗？而真实的情况却是另一个世界，在烟雾缭绕的画面下是无数个家庭的悲欢离合。

案例一

刘哥是一名驾校教练，今年48岁，有着近20年的教龄，可以说是一名真正的“老司机”，想当年我学车的时候还得到过刘哥的悉心指导，可以说是老朋友了。

“怎么不舒服啊？刘哥，最近还在忙啊？无事不登三宝殿，有啥指示啊？”我开玩笑地说道。

“兄弟啊，我最近老是咳嗽、咳痰，以前也有咳嗽，但最近感觉明显加重，今天早上我发现吐的痰里面有暗红色的东西，吓死我了，我没啥问题吧？”刘哥都要急哭了，“我这不会是肺癌吧？我自己在网上提前搜了一下，咳嗽并且痰里有血，大多数都是肺癌，赶紧给我做个肺部CT看下。”

我再想问点别的情况已经不被允许了，刘哥恨不得立马就躺到CT机里面去了，我赶忙开了检查单，陪着他一起到了放射科，边走边回想着刘哥教我学车时的画面，嘴巴叼着的烟从来没有灭过，一支抽完，另外一支马上接上，还有驾校学员给老师递烟点火的情景，真的是烟不离嘴，嘴不离烟，只能祈祷刘哥平安无事。很快检查结果出来了，凭着多年的职业敏感性，一眼就看到肺部那个刺眼的结节，张牙舞爪的边缘毛刺似乎在宣告恶魔的到来，同时，我心里在想着该怎么告诉他这个不幸的结果。

“兄弟，啥情况啊？快点告诉我啊！”此时我感觉刘哥说话的嘴唇一直在哆嗦，我假装还在看片子，脑子里想着该怎样组织语言，告诉他这个不好的结果。

“还好，没啥大问题，就是左肺上面长了一个小结节，手术切了应该没什么大问题了。”我轻描淡写地说了出来，刘哥可是一下瘫软在椅子上说：“完了，全完了，你就别骗我了，你的眼神全部都告诉我了，你以前就让我尽早戒烟，我当作耳旁风，我好后悔啊！”说完一个几十岁的大男人竟然哭了起来。的确，四十几岁的人，正是家里的顶梁柱，上有老，下有小。

后来在我的安抚下，刘哥平复了情绪，结果可能不好，可现实必须勇敢地面对。第二天办理住院，准备手术。最终结果明确了诊断：早期肺癌，也算不幸中的万幸。

从此，刘哥彻底地与香烟说了再见。

案例二

肖叔叔是一位公安战线的老民警，常年进行刑侦工作，破案无数，当然熬夜也是家常便饭，年轻时便养成了抽烟的不好习惯，随着年龄的增大，烟瘾也是渐长，去年终于从工作岗位退了下来，可是烟瘾却始终没有退下来，而且有增无减。由于和我住在同一栋楼，平时经常见面，和我约好，他带老伴一起做个全身体检，然后十一出去好好玩一下。

2019 年 9 月 28 日，肖叔叔和老伴如期至门诊行常规体检，我熟练地将这对夫妻的检查报告申请开好，肖叔叔热情洋溢地领着老伴一起去进行各项检查，还说回来要给我带点特产，幸福之情一览无余。的确，肖叔叔一个女儿刚刚结婚 1 年，女儿女婿事业有成，对二老那叫一个孝顺，每个周末家里都是欢声笑语，刚又得了一个外孙，喜上加喜，而且家庭经济条件优越，夫妻关系和睦，60 岁还在小区里面手拉手散步，可以说人生已经达到巅峰了。

9 月 30 日晚上，肖叔叔拿着自己和老伴的体检结果来找我，说 10 月 1 日的机票都已经订好，明天一早就出发。我仔细看着这两位老邻居的检查结果，肖叔叔果然是公安出身，身体底子还是不错，检查结果几乎没有什么异常。当看李阿姨的胸部 CT 检查时，我不由得心头一紧：右肺下叶周围可见大小约 2cm 结节，伴有毛刺和分叶，胸膜可见牵拉改变，专业的直觉告诉我，肺癌的概率极大。怎么办？肖叔叔明天的机票都订好了，我这是说也不是，不说也不是。不愧是老公安，看着我的表情，他瞬间明白了什么，“纪医生，我老伴是不是有什么问题?”他语气显得有些焦急，“有话就说，别藏着掖着，是不是肺癌?”当时我就蒙了，这他都看得出来，后来才知道，肖叔叔原来是法医出身。

事情到这个份上也没有什么好隐瞒的，我把自己的专业判断和盘托出：一是建议开开心心出去玩，过完节后住院安排手术；二是住院完善术前检查，国庆节一结束马上安排手术。肖叔叔二话没说，直接选择后者。“都这样了，哪有心情出去玩，纪医生你明天就安排我们住院。”肖叔叔果断和坚决地表态。旁边的李阿姨还没有缓过神来就被肖叔叔带回家了。

第二天，肖叔叔到医院来找我办理住院手续，李阿姨表情凝重，脸上阴云密布，一夜之间感觉憔悴了不少，肖叔叔忙前忙后地张罗住院的事宜，嘘寒问暖，问李阿姨想吃啥、想喝啥，有没有什么不舒服。说实话，我在一旁都羡慕得不得了，几十年的老夫妻还恩爱如初。很快安顿好住院了，完善术前检查后，于 10 月 8 日顺利进行了手术，术中快速病理检查果然证实了我的判断：肺腺癌。术后第 4 天，李阿姨把我喊到她的床前：“小纪啊，我在网上查看说吸二手烟也会增加患肺癌，有这么回事吗?”“是的，二手烟雾同样也致癌。”我十分肯定地回答。说完，我就忙别的事情去了。

过了约 20 分钟，只听见病房内发出一阵撕心裂肺的哭喊声，我连忙飞奔过去，只见李阿姨发疯似的朝肖叔叔脸上打了几个巴掌：“都怪你，要不是你经常在家抽烟，我也不会得这个病。”肖叔叔则呆呆地站在那里一动不动，任凭昔日最爱的人发泄。看到这一幕，我立刻把李阿姨支开。很后悔自己说了那句话，虽然我没有说错，但还是造成了伤害，心里莫名像被刺了一下，其实这个时候心里最痛的还是肖叔叔，自己心爱的妻子身患癌症，而自己什么都做不了，这种难过无以言表。

到底李阿姨的肺癌和肖叔叔的抽烟有没有直接关系，这种必然性目前无法从科学的层面获得合理的解释。但长期抽二手烟会大大增加肺癌相关风险。幸好，经过肖叔叔的努力，现在夫妻两人和好如初，李阿姨肺癌处于早期，经过后期悉心治疗，目前已经成功闯过5年大关，人生再次获得新生，欢声笑语又经常飘满房屋。

重要的是肖叔叔自从那以后，再也没有抽过一支烟。

故事启示

根据世界卫生组织的数据，全球每年因吸烟导致的死亡人数约为800万人。其中约700万人死于直接吸烟，另有约100万人死于二手烟暴露，而广岛原子弹爆炸导致的死亡人数估计为9万～16.6万人，两者比较，香烟的威力比原子弹强过几十倍。大量的研究证据表明，吸烟有百害而无一利，不仅影响吸烟者的健康与生命，同时污染空气，危害他人。从刘哥和肖叔叔的经历中，我们可以看到，抽烟引起的问题对一个家庭的打击有多大。

吸烟是导致肺癌高发的第一大元凶，如果这个世界没有香烟，肺癌将成为一个少见的癌种。当然除了肺癌，香烟还会增加几十种疾病的发病率。首先，香烟中含有多种有毒化学物质，主要有焦油、尼古丁、一氧化碳等，对口腔、气管和肺部均有损害，可以引起慢性支气管炎、肺气肿和间质性肺纤维化等疾病；其次增加心血管相关的疾病的发生率，吸烟可使冠状动脉血管收缩阻塞的发生率大大增加，同时可引起心率加快，心脏负荷加重，导致心脑血管疾病的发生；再次，吸烟还可引起癌症的发生，除了肺癌外，还可以引起膀胱癌、食管癌等；最后，吸烟还会引起骨质疏松，女性更年期提前，男性性功能和生育的能力下降等，孕妇吸烟可导致胎儿早产、畸形发生增加等。

吸烟损害健康，其实它影响的何止是我们的健康，可以说是方方面面。世界上永远没有后悔药可以吃，健康的身体是幸福生活的基石，没有健康，一切都是零，特别是不良生活习惯导致健康损害后，有的只是无尽的后悔和对家人的亏欠。

立刻戒烟，一切都还来得及！

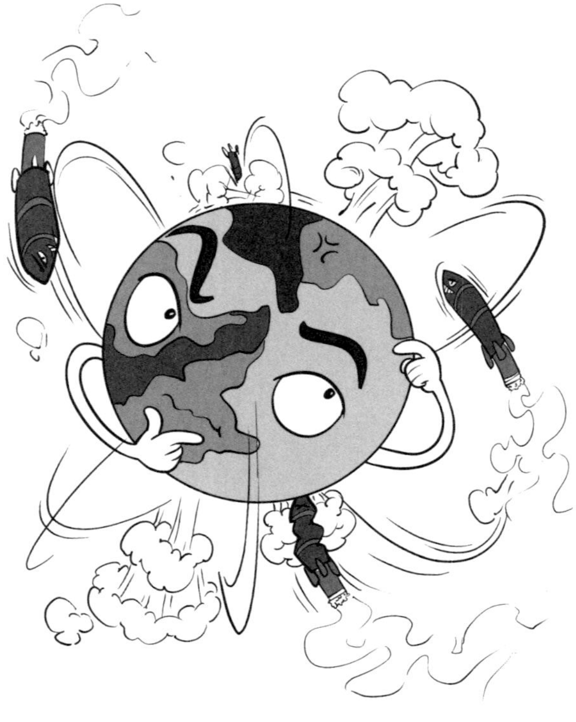

活血化瘀惹的祸

——“万金油”式的药物要慎用

活血化瘀药，是用温热的药物配合活血化瘀的药物，以温经通络、散寒化瘀驱散阴寒凝滞之邪，使经脉疏通，活血化瘀。多用于疮疡肿痛、跌打伤痛、月经不调、经闭痛经、产后瘀滞腹痛等症，活血化瘀的治疗机制在中医领域广泛应用。但活血化瘀如果使用不当，可能会险象环生。本案例是一位行主动脉瓣机械瓣替换的患者，长期口服华法林抗凝治疗，由于对华法林和中药相互作用机制不了解，盲目使用活血化瘀药物，险些酿成生命危险。

老王今年52岁，5年前因风湿性主动脉瓣狭窄在我科行主动脉瓣机械瓣替换术。术后恢复顺利，一直在我的门诊行定期复查，并规律性监测凝血功能，调整华法林口服剂量，这些年来身体状况一直不错，算是我的一个老病号。

今天门诊，老王又挂了我的号，在门诊早早地等着我，第一个走进了我的诊室。“大夫，我自从3周前摔了一跤，感觉这身体一天不如一天，只要轻微活动就伴有明显的心慌胸闷，而且体力也下降不少，可我这一跤摔得也不重啊，这几天还发现自己的小便颜色变成红色了，而且颜色越来越深，你赶紧帮我找找原因。”老王焦急的神情，刚把话说完，就可以听到他气喘吁吁的呼吸音。听完老王对自己情况的描述，心慌胸闷、体力下降、尿血，这一连串的关键词使我闪出一个画面：抗凝过度导致的出血。

急诊安排行血常规、尿常规、凝血功能检测。血常规：白细胞 4.5×10^9，红细胞 2.8×10^{12}/L，血红蛋白 78g/L，血小板 180×10^9/L；尿常规提示：红细胞＋＋＋；凝血功能：凝血酶原时间 52.74 秒，PT 国际标准化比值：5.24。典型的华法林抗凝过度导致出血，并出现了由于失血而引起的贫血表现。

由于我对老王的病情很熟悉，自从换瓣以来，抗凝水平一直较稳定，没有出现过大起大落的情况，我就不解地问道："你现在的华法林口服剂量没有做什么调整吧？有没有吃其他什么药啊？""没有吃什么药啊，就是上次摔跤后，浑身骨头肌肉疼痛，家门口的医生建议我吃了点三七粉，其他也没有什么特别的，华法林还是按照以前的口服剂量每天吃 1 片，这么多年一直就没有变动过，一直很稳定。"老王一脸无辜，茫然的表情确实让我又爱又恨。

我就将出现这种情况的缘由向老王解释了一番。研究发现，三七具有活血祛瘀功效，能显著抑制胶原和血小板聚集，能抑制血栓的形成，其作用环节包括了抗血小板聚集、抗凝血酶和促进纤维蛋白溶解过程，简单地说，就是它同时和华法林服用，会增强华法林的抗凝作用而导致抗凝过度，引起小便出血，进而导致出现失血性贫血，所以你才出现活动后心慌胸闷，感觉全身无力。

"幸亏你发现得及时，如果出现脑出血，那个就真的麻烦大了。"我告诉他："华法林抗凝过度，可以使用维生素 K 进行对抗，让你的凝血功能恢复到你需要的抗凝水平，赶紧办理住院治疗，以防随时可能出现的严重出血并发症。"

经过及时有效地处理，老王终于顺利出院了，他这次也是吓得不轻。我们再三嘱咐他，一定不能自己乱服药，在服用任何药物之前，一定要向专科医生咨询，并再次确认了老王和我的联系方式，欢迎他随时“骚扰”我。相信经过这次深刻的教训，他再也不敢“胡作非为”了。

故事启示

华法林属于香豆素类口服抗凝药物，主要用于防治血栓栓塞性疾病，可防止血栓形成与发展，如治疗血栓栓塞性静脉炎、降低肺栓塞的发病率和死亡率。同时也用于心脏机械瓣膜替换术后或房颤引起的栓塞以及局部短暂缺血的治疗，其作用机制为竞争性拮抗维生素 K 的作用，抑制肝细胞中凝血因子的合成。华法林在体内达到有效的治疗浓度一般需要 5～7 天，如需要快速抗凝，应先使用肝素类药物治疗。

本例患者将华法林和三七同时使用，结果增强了华法林的抗凝作用，其实还有一些药物和华法林可以产生协同作用，增强华法林的抗凝作用，如阿司匹林、水杨酸钠、胰高血糖素、奎尼丁、吲哚美辛、保泰松、奎宁、利尿酸、甲苯磺丁脲、甲硝唑、别嘌呤醇、红霉素、氯霉素、某些氨基糖苷类抗生素、头孢菌素类、苯碘达隆、西咪替丁、氯贝丁酯、右旋甲状腺素片、对乙酰氨基酚等，合用可增加出血风险，应提高警惕。同时我们还要警惕以下可降低华法林抗凝作用的药物，增加血栓形成风险：苯妥英钠、巴比妥类、口服避孕药、雌激素、考来烯胺、利福平、维生素 K 类、氯噻酮、螺内酯、扑痛酮、皮质激素等。

影响华法林抗凝作用的机制较为复杂，有些药物（包括中药）与其相互作用并不明确，所以对于长期口服华法林的患者来说，在增加新的口服药物之前，一定要咨询专科医生，并缩短凝血功能的监测间隔时间，及时调整华法林的口服剂量，以免酿成悲剧。

年轻也有缺氧的可能

——痰痂堵的祸

单纯气胸合并肺大疱是胸外科相对容易处理的疾病，目前，我们对多数患者已经采用日间手术就可解决问题，可最近就遇到一位青年小伙，术后出现低氧、过渡期呼吸困难导致难以脱机拔管，这背后到底隐藏什么样的秘密？

患者，男性，23岁，主诉6小时前无明显诱因下出现左侧胸部刺痛，病程中患者出现逐渐加重的胸闷症状。听完患者的自述并结合患者瘦高个的体型，我心中已经有了一个初步诊断：左侧自发性气胸。为了进一步验证我的诊断，接着又对患者进行仔细的体格检查，可见患者呼吸频率稍快，触诊发现患者左侧的肋间隙较右侧增宽且左侧呼吸音明显偏低，尤其是在左胸外侧带更为明显，叩诊发现左侧胸廓呈现鼓音。为了进一步了解患者病情，予以行胸部CT检查，发现左侧肺部压缩面积约60%，可见肺尖部一簇明显的肺大疱表现，胸腔内未见明显积液。向患者及家属交代病情后，予以行胸腔闭式引流术处理，完善术前检查，明确有无手术禁忌证，限期行胸腔镜下肺大疱切除修补术。

一切都按照既定计划进行，此类手术是我科最为常见的手术之一，多数手术难度不大，对我而言也是轻车熟路。双腔管插管全身麻醉、摆体位消毒、打孔后胸腔探查、直线切割缝合器切除肺部表面的肺大疱、胸腔探查止血、放置胸腔管接水封瓶、缝合切口，手术一气呵成。患者术后顺利返回我科监护室，进行麻醉后复苏，待患者清醒并肌张力恢复后拔出气管插管。患者约30分钟后清醒，恢复晚期自主呼吸且肌力恢复可，拟行呼吸功能过度后拔出气管插管。5分钟后患者出现血氧饱和度逐渐下降趋势，很快降至85%，此时只能再次使用呼吸机辅助呼吸。

为什么会出现这种情况？复张性肺水肿？肺部扭转？胸腔引流管阻塞导致肺部压缩？肺不张？一个个问题从我的脑海中飘过，双肺呼吸音清晰，未闻及明显的湿啰音和痰鸣音；手术时间40分钟且术中液体总量已经严格控制，并没有出现快速输液情况；胸腔引流管管内水柱波动良好，仅有淡红色血性液体流出，排除术后大出血和引流管阻塞情况。为此我还不死心，急诊联系放射科行床边胸片复查，结果也在我的意料之中，双肺复张良好、未见胸腔内积液和积气情况且肺纹理清晰。我突然感到非常的无助，还是请教一下上级医生吧，立即向主任汇报相关情况，主任仔细查看患者后，指示我使用支气管镜行气道检查，结果使我大吃一惊，原来一个厚厚的痰痂堵在气管插管开口处，难怪患者过渡时出现严重的呼吸困难，罪魁祸首终于被揪了出来，患者气管插管被顺利拔出。

故事启示

单纯气胸作为胸外科最常见的疾病之一，多数较容易处理，也往往容易被临床医生忽视。通过对气胸合并肺大疱患者术后难以拔管案例，使我们获得以下几点启示：①对于气胸术后引起的低氧，不仅要考虑肺部本身的问题，还要关注患者的气道通气情况；②本例患者胸部X线检查未见异常，痰痂阻塞气道也没有出现呼吸机气道压增高报警的情况，这往往容易出现迷惑的假象，可见不能过度地依赖仪器的检查和监测，要结合实际情况，不断增强自己分析解决问题的能力；③对于遇到自己无法解决的情况，要及时向上级医师请教，必要时组织全科医师会诊或者多学科会诊，“三个臭皮匠顶个诸葛亮”，结合集体的智慧往往更容易解决问题。

吃出来的急性心力衰竭

——一碗饺子的故事

急性心力衰竭是临床上较为常见的急性病，心衰是多数心脏病（先天性心脏病、心肌病、风湿性瓣膜病、急性心肌梗死等）终末期的共同表现，主要是以心排血量显著降低导致的组织器官灌注不足和急性淤血综合征，主要表现为严重呼吸困难、强迫坐位、皮肤苍白湿冷、咳粉红色泡沫样痰等症状，不经治疗，多数患者的预后较差。可一碗饺子缘何能与急性心衰联系在一起的呢？

患者，男性，9岁，体检发现"室间隔缺损1周"入院。患儿自述活动后伴有明显的心慌、气喘、胸闷不适，由于父母常年外出务工，一直未有进行相关体检。父母代诉患儿自幼体弱多病，经常容易出现肺部感染且恢复较慢，体型偏瘦，饮食较差，与同龄儿童相比体力明显较差。近3个月来，患儿夜间经常憋醒，坐位休息后可缓解。查体：生命体征平稳，双肺呼吸音清晰，未见明显口唇发绀，胸骨左缘3～4肋间可闻及2级心脏杂音，肺动脉第二心音亢进，可触及心前区震颤，叩诊心界向左侧扩大。心脏超声提示：室间隔缺损大小约1.5cm，可见从左向右为主的双向分流血流信号，同时伴有明显的肺动脉高压表现。

患者诊断为先天性室间隔缺损，结合患者病情和相关查体、辅助检查，虽然患者有严重的肺动脉高压且有左右心室双向分流的情况存在，但是以从左向右为主，尚未出现终末期肺动脉高压——艾森曼格症状，还有手术的机会，但患者存在明显的肺动脉高压，术后出现右心衰可能性大。经过吸氧、强心利尿、扩管、降低肺动脉高压等治疗，患儿饮食、睡眠、体力情况明显好转，拟择期行体外循环下室间隔缺损修补术，再次向患儿及家属交代注意事项，并强调了少食多餐，避免过饱饮食和一次性大量饮水，明日安排手术治疗并行术前准备。家属欣喜万分，孩子终于获得了救治的机会。

可刚下班到家，值班护士电话告知我这个患者出现急性左心衰正在监护室抢救。我第一反应是不是搞错了，便马不停蹄地向医院赶去。在抢救过程中，患者出现咳粉红色泡沫样痰、呼吸"三凹征"合并端坐呼吸、全身湿冷、口唇发绀表现，经过呼吸机辅助呼吸、利尿、镇静、强心等处理，患者情况逐渐稳定。

为什么会出现这种情况？经过术前处理，患者的心功能已经明显改善，为何会出现急性左心衰表现？我百思不得其解，便向患儿父母了解情况。原来患儿家属告诉我，考虑患儿手术后好多天吃不好饭，加上本身孩子营养就差，又特别爱吃饺子，就让他多吃了一碗。看着孩子狼吞虎咽的样子，家属开始还很欣慰，孩子好久没有像现在胃口这么好了，结果吃完后不到半小时孩子就说胸闷、呼吸困难，紧接着就发生上面的情况。

经过5天的治疗，孩子终于转危为安，并进行了体外循环下室间隔缺损修补术，孩子顺利出院。

故事启示

本例患儿在临床上已经出现严重的肺动脉高压，但以从左向右为主，经过积极准备，赢得了最后的机会，但整个治疗过程也是险象环生。从这个故事中我们要吸取以下教训：①对于术前心功能差的患儿，一定要将患者的心脏功能进行相应调整，心功能改善后可以大大降低患者手术后死亡率；②虽然已向患儿家属交代饮食的注意事项，但强调程度不够，虽已经将合理饮食的重要性向患者及家属说清楚，家属也表示理解，但泛滥的同情心、怜悯心最终战胜了理智，差点酿成不可挽回的后果；③任何事情必作于细，可能一个小小的疏忽就会引起一个灾难性后果，在今后的工作中，我们对此类情况一定要引起足够的重视，避免再次发生类似情况，不能局限于简单的说教，要从案例、教训等角度进行解释，可能更利于家属理解、接受；④举一反三，对于心脏术后的患者，也要做到早期饮食合理，提前干预，做到少食多餐，根据患者心功能恢复情况逐渐增加单次饮食量。

科普小知识

先天性室间隔缺损是儿童最常见的心脏畸形，尤其是合并大室间隔缺损可导致左右心室之间大量分流，严重增加心脏负担，导致肺循环容量增加，长此下去可导致肺动脉高压形成；当右心室的压力超过左心室，患者则会出现口唇发绀等艾森曼格综合征，一旦进入到这个阶段，大多数患者就失去了救治的机会。

让你出血没商量

——两例华法林抗凝过量的惨痛教训

华法林是香豆素类抗凝剂的一种，在体内有对抗维生素 K 的作用，可以抑制维生素 K 参与的凝血因子Ⅱ、凝血因子Ⅶ、凝血因子Ⅸ、凝血因子Ⅹ在肝脏的合成，适用于预防和治疗血栓栓塞性相关疾病。仅口服有效，起效慢而持久。临床上主要用于治疗血栓栓塞性静脉炎，降低肺栓塞的发病率和死亡率，减少外科大手术、房颤、髋关节固定术、心脏机械瓣膜手术等血栓发生率，偶也用于心肌梗死的辅助用药。

华法林作为临床上广泛使用的抗凝剂，拯救了千千万万的患者，可谁想它最初是作为老鼠药展现在世人面前。1951 年，一位失意的美国士兵企图自杀，他听闻一种含有华法林的老鼠药灭鼠效果特别好，而且价格非常便宜，他决定试一试，于是他就按照老鼠药的使用剂量开始吃了起来，可是接连吃了 1 周他仍然没有等到死神的降临，仅仅小便颜色呈现淡红色而已，觉得上帝还是爱他的，于是决定去医院寻求帮助，在经过治疗后，他居然完全康复了。这个意外的发现，促使临床医生开始思考，也许可以把华法林作为抗凝剂用于治疗血栓性疾病，经过多年研究和临床试验最终成为我们熟悉的抗凝药——华法林。

现实当中我们也遇到两位华法林口服过量的患者。一位是主动口服过量寻求自杀,另一位是没有按时监测口服华法林后的凝血功能,导致抗凝过度。教训深刻,险些送命。

案例一

“医生,我不想死,你一定要救救我。”一个突然的电话,打破了宁静的夜晚,原来这个患者是3年前在我们科因风湿性瓣膜病做了主动脉瓣替换术,一直在口服华法林抗凝治疗。对于行瓣膜替换的患者,我们都按惯例把自己的联系方式告诉患者,因为这类患者需要行终身抗凝,经常要监测抗凝达标情况,如果抗凝不足则达不到治疗的效果,易于导致血管栓塞并发症,而抗凝过度又容易增加出血的风险。经过询问,原来这位患者因和男朋友分手,一时糊涂吃下了整整一瓶华法林(60片),这个剂量足以致死,多数患者常规口服剂量每天1～2片,幸好她刚吃完感到后怕,及时和我们取得了联系。口服华法林一般3天起效,5天到达有效的血药浓度,幸好她迷途知返,懂得了生命的可贵,为救自己赢得了时间,也给医生留了充足的抢救时间。

案例二

另一位患者可就没有上面这位患者幸运。“医生,我妈妈怎么突然右侧半边身体不能动了?”患者女儿焦急的哭声,让从医多年的我第一反应:华法林抗凝过度——颅内出血。“上次什么时候查的凝血功能?”我问道。“出院后我们就去打工了,我也催过他几次,他们觉得术后恢复很好,饮食、睡眠、活动都挺好,就麻痹大意了,一拖再拖没有去查凝血功能,结果才2个月就出事了。”女儿非常懊悔地说。很快相关的检查结果证实了我的判断,凝血功能国际标准化比值(INR)16.3,远远超出抗凝的安全范围,头颅CT证实颅内可见明显出血表现。后来经过治疗，老太太虽然命保住了，却给以后的生活留下了诸多不便。

故事启示

“是药三分毒”这句耳熟能详的话道出了一个朴素的哲理：任何事物都有两面性，药物尤其如此，合理正确地使用药物可以治病，反之可能会起到相反的效果。尽管现在有很多新型、免监测凝血功能的抗凝药物上市，但华法林作为心脏机械瓣膜替换术后最常用、最经典的抗凝药，因其价格便宜、疗效可靠，在临床上仍具有不可替代的优势，尤其在广大发展中国家应用极为普遍。从这两位过度口服华法林患者的身上我们能够得到哪些经验和教训呢？

从两位患者的预后来看，第一位患者在意识到自己的错误行为后，及时地与医生联系并进行了行之有效的医学干预，预后良好；而另一位患者，盲目地口服华法林，未行凝血功能监测，在出现明显的症状后才采取干预措施，为时已晚。可见定期按时监测凝血功能、及时调整华法林口服剂量非常必要。其次，对任何事情均不能抱有侥幸的心理，对医生交代的事情一定要严格遵守，很多人认为自己能吃能喝、腿脚好使就是健康的表现，殊不知侥幸心理早已给自己的健康埋下了安全隐患。最后，我国家庭医生与重点人群的签约服务普及仍处在初步建设阶段，相信随着社会的发展和进步，通过有效地干预这些重点关注人群，类似的情况会越来越少。

精准打击癌细胞的“导弹”

——肺癌靶向治疗

一位90岁的抗美援朝的老战士被3个子女抬着进了病房，当地医院诊断为晚期肺癌，已经转移到胸椎、肋骨、锁骨，建议家属放弃治疗，准备料理老人的后事。3个子女经过商议，决定到省城的大医院碰碰运气，看看还有没有起死回生的机会。本案例就向读者们展示，一个高龄晚期肺癌患者是如何再次迎来自己生命的春天。

刘老爷子今年90岁，来的时候是被两个儿子用担架抬着进入病房的，浑身的剧烈疼痛把这位老人折磨得如同干枯的树枝。大儿子焦急地说道：“父亲从3个月前开始出现全身骨骼疼痛，到家门口的小医院检查了几次也没有发现什么问题，平时父亲身体一直不错，虽然年龄有点大，但身子骨还算硬朗，老年人有几个身上不疼的？对骨头的疼痛也没有在意，可是父亲骨骼疼痛的程度越来越剧烈，近两周来已经完全不能站立。”

多年的行医直觉告诉我，老爷子很有可能是肿瘤引起的骨痛，而肺癌最常见的转移就是骨转移。“有没有做胸部CT，最近是不是有咳嗽症状。”果然被我猜中了，老爷子最近两个月开始出现刺激性咳嗽，基本没有什么痰，咳嗽症状也有愈演愈烈之势。“肺癌骨转移”，这几个字马上闪现在我的脑子里，立即给刘老爷子安排了胸部 CT 和全身骨显像检查。

第二天，检查结果呈现在我的面前，左侧中央型肺癌伴全身多发骨转移，患者的胸椎、肋骨、锁骨布满了多处转移病灶，部分骨质已经被破坏，难怪老爷子全身疼痛难忍。怎么办，全身多发骨转移，手术机会肯定是不存在了，化疗还是放疗？老爷子的身体状况也已经不允许再进行这种打击了，任何的风吹草动都会加速病情的恶化。能不能采取靶向治疗？老爷子有没有肺癌驱动基因靶点突变？希望老爷子能有机会用上靶向药物。很快支气管镜病理结果明确诊断：腺癌，基因检测报告也明确了，老爷子 EGFR 驱动基因突变，有靶向治疗指征。这个消息对患者和家人无疑是无边黑暗中的一簇小火苗，并和患者家属进行了详细的沟通，决定采用第三代 EGFR-TKI（奥西替尼）进行靶向治疗，同时予以止痛、营养支持等对症处理。

在我们临床工作中有一个非常奇怪的现象，自己的亲人得了重病，全家的人都在想方设法地进行隐瞒，却不懂换位思考，我们自己生病了，难道就不想知道实情吗？在征得老人的两个儿子同意后，我们把病情及治疗方案向老爷子予以详细解释后，他的脸上反而露出微笑，一脸轻松。“没有人能躲过一死，人人都懂的道理有啥好怕的，我相信科学，配合医生治疗，如果真要去见马克思，你们都不要拦着我，该怎么治疗，我全力配合。”

在积极的营养支持下，在亲朋好友的鼓励下，经过 3 周的靶向治疗，老爷子全身的骨痛明显好转，精神状态和胃口也慢慢好起来，予以安排出院。老爷子很遵守医嘱，每个月都按时来复查，身体一天天好起来，面色开始变得红润，声音也变得洪亮起来。

晚期肺癌可没有那么可怕，面对困难一定要有信心，只要有机会并进行科学治疗，就算那最后一抹夕阳也无比灿烂。

故事启示

癌症，可以说与我们的生活息息相关，充斥着我们生命的每一天，从嗷嗷待哺的孩童，到耄耋之年的老人，都躲不开癌症的困扰，但癌症总体上是老年病，年轻人发病率还是处于低水平，而在临床工作中晚期肺癌的老年患者放弃治疗的比比皆是。随着医学的发展，对于晚期肺癌的患者也有长期生存的可能，放弃治疗的希望有时候可能并不是明智的选择。

医学它从来不是象牙塔里面的阳春白雪，而是建立在自然科学基础上融入社会生活之中的人文学科。有些情况看似山穷水尽，往往蕴藏着另一个柳暗花明。每个人从生到死都离不开医生，生病这

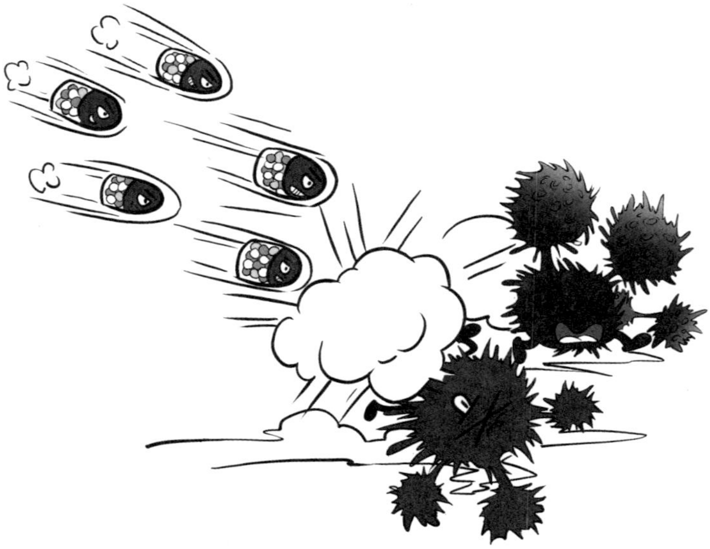

个永恒的话题贯穿我们的一生，作为医生应尽可能地丰富自己的知识，除了关注治疗本身，还应关注医疗之外的方方面面，这样很可能会产生意想不到的效果。

非小细胞肺癌是一种高度异质的恶性肿瘤，不同驱动基因亚型具有不同的预后和治疗反应，尤其是EGFR-TKI和ALK-TKI等的出现极大地改善了具有相应基因突变的非小细胞肺癌患者的预后，因此TKIs被推荐作为具有驱动基因突变的晚期肺癌的首选治疗方法，尤其是三代靶向治疗药物的临床应用，中位无病生存期明显提高。相信随着更多长期治疗数据的更新和新的靶向药物的研制，将有更多的癌症患者获益，延续自己生命的春天。

"气炸"的心脏

——主动脉窦瘤破裂案例

夫妻生气、吵架在我们的生活中经常发生，但是吵架出现心脏血管破裂的情况可能很多人还是第一次听过，这是怎么回事呢？本案例为大家讲述一例因为吵架诱发的主动脉窦瘤破裂，差点导致死亡的案例。

小王和小李在生活中是一对恩爱的夫妻，生活中磕磕绊绊，偶尔吵架也是很正常的事情。可今天吵架结束后，小李却出现明显的气急、心慌、胸闷乏力等不适，开始以为是生气导致的，休息一下可能就会缓解。结果夜间睡觉的时候，胸闷心慌的症状越来越重，躺下几分钟就要坐起来，完全无法平睡，这才意识到事态的严重性，连夜赶到我院就诊。

小李平时是一个精壮的小伙子，每周还坚持两三次 5km 跑步，想不到就因为吵了一次架就出现这种情况，怎么也想不明白。询问完病情后，例行查体过程中可触及胸骨左缘第三、四肋间震颤并听到粗糙Ⅳ级连续性杂音，向心尖传导，可有明显周围血管体征：脉压增宽、水冲脉、枪击声，双肺呼吸音清晰未闻及异常。初步考虑患者可能出现心内血液异常分流，考虑杂音最响亮的位置出现在胸骨左缘第三、四肋间，最常见的有动脉导管未闭、高位室间隔缺损伴主动脉瓣关闭不全、冠状动脉瘘、左冠状动脉起源于肺动脉等。考虑患者急性起病结合患者病史，基本排除先天性心脏病可能，难道是急性心肌梗死导致室间隔穿孔？小李今年才27岁，平时没有基础疾病和不良嗜好，出现心肌梗死的可能性较小，这到底是什么原因呢？

很快检查结果证实了我的初步判断：心肌标志物和心肌酶谱均在正常范围内，心电图电轴左偏、左心室高压，没有提示心肌有明显的缺血改变。心脏超声：病变主动脉右冠窦呈局限性隆起，波形中断，于舒张期脱入右心室流出，二维可示主动脉窦畸形破裂、存在明显分流。原来小李是主动脉窦瘤破裂惹的祸。经过积极的术前准备、调整心脏功能，在体外循环辅助下行主动脉窦动脉瘤破裂修补术，拆除了小李身上这颗炸弹。

故事启示

生活中往往很多事情的发生会超出我们的想象，如何才能避免类似情况的发生，或者在发生之前就将其扼杀在萌芽状态，这就需要我们养成科学的生活习惯，重视体检在治疗未病之病中的作用。

上医医未病之病，

中医医欲病之病，

下医医已病之病。

——孙思邈·《千金方药方》

科普小知识

主动脉窦动脉瘤，是一种罕见的心血管先天性畸形，男性多于女性，是由于主动脉窦基底环上的主动脉壁局部发育不良，缺乏中层弹性组织，导致局部管壁薄弱，在高压血流冲击下逐渐膨出而形成主动脉窦瘤。也有部分患者是由于感染性心内膜炎、梅毒性血管炎等引起的窦瘤破裂导致。瘤体顶端最薄弱，在高压血流的作用下最终导致窦瘤破裂。主动脉窦瘤好发于右冠状动脉窦，且大多数破入右心室；其次为无冠状动脉窦，多数破入右心房；较少发生于左冠状动脉窦。约40%有突发心前区疼痛史，常于剧烈活动时发生，随即出现心悸、气急，可迅速恶化至心力衰竭。未破裂的主动脉瓣窦动脉瘤多没有临床症状，少数患者由于破口甚小，仅有小量左向右分流，很长时间内患者可无自觉症状，这些患者常因心脏杂音而偶然发现，通过超声心动图、右心导管检查及主动脉造影而诊断。

呕吐也有致命风险

——吐破的食管

“古来圣贤皆寂寞，唯有饮者留其名”，“酒里乾坤大，壶中日月长”，“酒逢知己千杯少，话不投机半句多”。我国几千年的文化，孕育了灿烂的文明，也丰富了回味悠长的酒文化。亲朋好友聚会，适当喝点酒，既能活跃气氛，又能加深感情，可过量饮酒、非喝醉不可的行为绝对不可取。关于因喝酒导致的生命危险，新闻上、生活中屡见不鲜，比如酒后驾车害人害己，酒后昏迷不醒冻死在街头，酒后呕吐导致食物误吸入气管导致窒息死亡等。今天我们案例的主人公张华（化名），因朋友聚会多喝了几杯导致呕吐，酒后呕吐的情况相信很多人都经历过，可张华这一吐差点酿成不可挽回的大祸，这到底是怎么回事？

年底了，单位同事之间免不了聚餐喝酒热闹一下。张华平时在单位里为人豪爽、热情仗义，尤其在酒桌上，人送外号“赛李白”。今年的业绩，张华又是部门第一，在好友同事的相劝下，频频举杯、觥筹交错，不知不觉500g白酒已经进肚，嘴上是天南海北，可肚子里却是翻江倒海，在强大的腹压下，所有的山珍海味、玉液琼浆全部从嘴巴里面倾泻而出。

无奈、尽性、舒服、兴奋等各种感觉涌上心头，回到家后蒙头大睡，明天醒来又是一条好汉。可第二天醒来后，他自觉和以前醉酒后感觉不太一样，除了胃部不适外，胸部正中还有隐隐的刺痛感，开始也没有太在意，吃了早餐后匆匆忙忙地往单位赶。到了单位，刚打开电脑坐下来，除了胸痛症状明显外，还出现了胸闷症状，尤其是深呼吸的时候胸痛症状明显加重。好不容易挨到了中午，心有余悸的他，感觉有点不妙，带着自己的好朋友准备去医院看一下。

小张把自己的症状和种种相关的情况向我描述了一下。

“吸气、呼气，再吸气、再呼气。”我重复让其反复呼吸了几次，发现右下肺的呼吸音明显偏低，叩诊时也发现右下肺区域伴有实音改变，其余部位查体尚未发现明显异常。平时在工作中，像这种突发的胸痛伴有呼吸音低，多考虑自发性血气胸，这可是需要立即处理的急诊病情。

立即安排行胸部 CT 检查，提示右侧胸腔积液且合并气胸形成，纵隔内还有少量的气肿形成。“根据你的病情，需要立即住院治疗，你现在胸腔里面有气体同时合并有胸腔积液，现在需要进一步检查、治疗，弄清楚胸腔里面的气体从哪里来的？积液的性质是血性还是渗出都不知道。”我刚把话说完，小张很是惊讶，反复地说着：“怎么可能呢？我昨天晚上还是好好的，今天怎么会出现这种情况呢？”当我把胸部 CT 片指给他看，一点点给他解释，对左右两侧的胸腔的影像学作比较，他终于向现实妥协，办了住院手续。

住院后，完善相关检查，并立即行胸腔闭式引流术处理。按照既往情况，从引流管里面流出来的要么是血性液体，要么是淡黄色的积液或者是奶茶样颜色的脓液，可这次流出的液体很是浑浊，颜色也不均匀，还带着一股刺鼻的酸臭味，最让我感到奇怪的是还闻到了淡淡的酒香。

“食管破裂”，我瞬间脑海里闪出这四个字。为了进一步验证我的诊断，又让患者喝了一口溶有亚甲蓝的温水（亚甲蓝为深绿色，本品常用于化学物质亚硝酸盐、硝酸盐、硝基苯、三硝基甲苯、苯醌、苯肼等引起的高铁血红蛋白血症解毒。对急性氰化物中毒，能暂时延迟其毒性，也常当作染色剂使用），很快可见淡蓝色的液体从引流管内流出。

患者诊断明确：自发性食管破裂、右侧气胸合并胸腔积液。联系消化内科行术中胃镜引导，通知手术室准备急诊手术。

故事启示

一次朋友之间的聚会，本来是开心的事情，结果却因为贪杯多喝了几口，却导致了食管破裂。可能这个事情的发生是偶然的，可落到每个人的身上都是一座山。适度的饮酒会带来身心的愉悦，会带来精神的放松，也是交友社交、改善人际关系必不可少的催化剂。而过度饮酒之后，会造成神经系统的异常兴奋或者抑制。表现为行为的怪异、胡言乱语，有些时候会做出一些过激甚至违法犯罪行为。同时，饮酒过量会对身体造成损伤，对呼吸系统会造成抑制，甚至造成生命的危险。长期饮酒，对肝脏的损伤也很大，容易引起酒精性脂肪肝，甚至发生肝硬化。所幸的是小张发现身体不适及时就医，才没有酿成严重后果，通过禁食禁水、食管破裂修补、胃肠减压、胸腔冲洗、抗感染治疗获得痊愈。如果病程较长，破裂口较大、感染严重等，可能需要行胸段食管切除，行胃代食管处理，手术创伤极大，甚至有生命危险。

科普小知识

自发性食管破裂是指健康人突然发生食管壁全层破裂，多发生于暴饮暴食、呕吐后，主要表现为呕吐、胸痛等症状。其原因和机制尚未完全清楚，多数合并有食管本身病变如食管狭窄、食管壁发育畸形、食管肿瘤等。位置多发生在食管下1/3处，因食管下段较上段薄，以平滑肌为主，易被撕裂，且周围缺少其他器官的支持保护，容易形成先天的解剖结构薄弱，容易发生破裂。大多数患者均先有呕吐，继而有食管穿孔、破裂，可行药物、手术、营养支持等治疗。若治疗及时，感染得到控制，部分可经保守治疗或手术处理而痊愈。若病情严重或错过最佳治疗时间，可发生严重并发症，致死率极高。

扑朔迷离的胸痛

——主动脉夹层

谈到左侧心前区疼痛，特别是向颈部、左上肢放射性疼痛，很多人的第一反应多是心绞痛或者心肌梗死，这种先入为主的思维方式，看到的往往是症状和病因的相关性，而具有科学精神的医生应当发觉两者的因果关系，这就是需要你在临床工作中具有解决问题的能力了。努力的方向很重要，只有能看到终点的人，才能找对自己起步的方向。本案例中的患者，心肌缺血症状典型、相关检查证据充分，而结果却是别有洞天，原来是主动脉夹层也会有急性冠脉综合征表现，最先发现这个病因靠的不是高档的检查，而是通过缜密的临床思维和血压监测，这到底是怎么回事？

入急诊科工作已经有5年了，每天络绎不绝的患者和家属，病痛折磨的场景充斥着我们工作的每一个角落。在这里你能够每天感受到急诊医生的辛苦和高压高风险的工作状态，也能随时感受到他们的责任重大和面对危重患者回天乏术的无奈。

周一晚上我值夜班，刚接班不久，门外急匆匆抬来一个男患者，他痛苦地呻吟伴着面色苍白，双手捂着左侧胸口，身上的T恤衫已经湿透了。询问了一下病史，65岁，有多年的高血压和糖尿病病史，半小时前突发剧烈的胸背痛。我马上嘱咐护士心电监测、吸氧、测血压，并建立液体通路，同时我给他检查了心电图，心电图示：除aVR的ST段抬高外，其余广泛导联ST段压低，T波倒置。护士告诉我患者血压为65/35mmHg，结合症状体征及心电图检查，我很快做出了初步诊断：①非ST段抬高型急性心肌梗死；②心源性休克，由于发病时间较短，肌钙蛋白正常。给予抗血小板、扩容升压、心电监测、止痛镇静等处理，同时予以急诊联系心内科行冠状动脉造影检查。经过对症处理患者胸痛无明显缓解，并且特别烦躁不安，由于右上肢行静脉输液，护士多次测量左上肢血压均偏低，收缩压浮动在45～55mmHg、舒张压在25～30mmHg之间波动。

按照以往心源性休克抢救的经验，这么低的血压患者多数已经陷入昏迷状态，而此时患者仍然意识清楚，应答自如，说明脑血管的灌注基本正常，这很难解释现在的现象。我再一次对患者进行了查体，体温36.5℃，血压68/35mmHg，心率92次/min，血氧饱和度99%，颈部静脉无怒张，双肺呼吸音清晰，心音有力、未闻及心脏杂音，四肢温暖，无全身湿冷表现。此时的我陷入了沉思中。

双肺没有啰音，没有端坐呼吸、胸闷和粉红色泡沫样痰等表现，仅仅有血压低，心源性休克或者心衰的诊断是否有依据不足的地方。假如低血压是大量出汗导致，那么补液也没效果，所以也不支持血容量不足引起的休克。“主动脉夹层”这四个字像闪电一样劈进我的脑海，我迅速摸了一下患者右手脉搏，搏动有力，左手脉搏却十分微弱，然后我让护士测右上肢血压，竟然为165/110mmHg。顿时我浑身的汗毛竖了起来，幸亏抗血小板和升压药还没有使用，不然真的可能酿成严重后果。立即改监测右上肢血压，同时给予降压、稳定心率处理，把血压控制在(120～130)/(70～80)mmHg，患者的胸痛明显缓解，这时全主动脉 CTA 检查结果明确：A 型主动脉夹层累及左侧冠脉开口。怪不得患者有心肌缺血的临床表现，原来是主动脉内膜撕裂导致左侧冠状动脉开口处狭窄，引起心肌血供不足所致，左侧上肢血压偏低也是夹层累及左侧锁骨下动脉所致。

告知患者家属相关病情，转心脏外科进一步治疗。

故事启示

患者转心外科后行手术治疗，最终顺利出院，回想起来还是有许多地方值得反思。首先，胸痛患者一定要在第一时间测量四肢血压和脉搏，虽然有些患者合并高血压或动脉硬化可能会导致锁骨下动脉狭窄或闭塞等情况，但双侧肢体血压差值在 20mmHg 以上或者双上肢脉搏强弱不等的情况下一定要引起足够重视，要意识到主动脉夹层的存在；其次，查体要全面，越是病情危重紧急时，更是不能自乱阵脚，症状和体征不符合的时候，一定要想到特殊、罕见的情况。事出反常必有妖，一般非 Q 波心肌梗死患者较少出现心源性休克，所以我们医生的知识面一定要广；最后，总结此患者的抢救经历，在今后的工作中凡是胸痛的患者应常规测量四肢血压，尤其对怀疑有急性心肌梗死的患者，主动脉夹层的鉴别诊断一定要首先考虑。

胸痛也传染

——带状疱疹病毒惹的祸

胸痛是心内科和胸外科极为常见的一种疾病，常见的原因如心血管疾病、肋软骨痛、肋间神经痛、胸膜炎、气胸等，当然还有一些消化系统疾病如胃炎、胃溃疡、胰腺炎等也会出现胸部牵涉性疼痛。今天我们向大家介绍一种传染病引起的胸痛，可能大家很好奇，胸痛也能传染？确实，还真的有一种传染病会导致胸痛，这是什么情况呢？

一天在门诊坐诊，来了一位50多岁满面愁容的男性患者，向我诉说他的看病历程，我们就暂且喊他老陈。

“医生，我的左边胸部一阵一阵扯着疼，前几天去了心内科，又去了呼吸科，还去了消化科，做了一堆检查，转了一大圈都没查出个所以然，我是不是得了什么不治之症啊？”

“先别着急，说说你是什么情况。不治之症的结论可不能乱说，不吉利。”我说道。

我接着问了他几个问题，了解了一些他的情况。他大概1周前有外地旅行史，到家后出现胸痛症状大概有3天，并且疼痛一天比一天厉害，平时并没有什么基础疾病。我仔细查看他辗转于各个医院、各个科室的检查结果：胸部CT、心电图、肌钙蛋白、肿瘤标志物、心脏彩超、胃镜检查等，确实都是没有见到明显异常，那还能有什么疾病会导致他胸痛呢？

先做体格检查吧，我掀开了他的衣服，没想到答案就在眼前。红色的小丘疹沿着肋骨呈现带状走行，再次询问他之前有没有注意到这个部位有皮疹，患者说昨天洗澡还没有发现，真是“踏破铁鞋无觅处，得来全不费功夫”，这不就是带状疱疹嘛！于是就把他转去了皮肤科进行专科治疗，1 周后患者疼痛明显缓解，水疱也消失了，老陈除了专程跑到诊室来向我表达感谢之情外，他的爱人也跟着一起过来了。

“医生，这到底是怎么回事啊？我的胸痛刚刚好，怎么我爱人也出现了和我一样的症状啊。”

“什么情况？慢慢说”。

“前天早上，我爱人和我说她的左侧胸部也有点痛，起初也没有在意，没想到和我的情况一模一样，也是疼得越来越厉害，这不，我就赶紧过来了，会不会和我得一样的病啊？这玩意真是奇怪了，难道还传染不成？”

老陈爱人掀开了自己的衣服，我仔仔细细地把前胸后背瞅了个遍，也没有发现皮肤有啥异常。对于带状疱疹，我虽有耳闻，但是毕竟不是专科医生，就带着患者专门拜访了我们医院皮肤科的汪主任，并把他和他爱人的具体情况向汪主任做了汇报。

“你和你爱人平时洗澡共用一条毛巾吗？”汪主任向老陈问道。

“是的啊，老夫老妻，这么多年一直都是这样，有什么问题吗？”

“带状疱疹是一种传染性疾病，引起这个疾病的病因是水痘-带状疱疹病毒，表现出来的是水痘。在水痘好转以后，病毒并不能完全从体内清除，而是会潜伏在人的神经节里，一旦人体抵抗力下降，这一部分病毒会重新活跃起来，然后沿着潜伏的神经引起神经炎和皮肤表现，最终病毒在皮肤破损处，会出现传播。所以如果有水疱破了，污染了敷料或者衣物，被别人接触，就存在得带状疱疹的可能。当然也有可能你们两个以前体内就潜伏有这个病毒，近期由于抵抗力下降或者其他原因，导致病毒活跃起来，从而引起胸痛症状。”

“汪主任，可是我的皮肤没有疱疹啊？”老陈爱人疑惑地问道。

“你现在的疼痛是不是表现为针扎样、刀割样、电击样感觉，而且疼痛不仅局限在前胸，后背也出现类似疼痛，疼痛一阵一阵的，连与衣服的接触都感觉明显疼痛？”

“汪主任，我现在的感觉真的和你说的一模一样，可是为啥我的皮肤没有水疱呢？”

“带状疱疹有很多种类型，比较常见的有普通性带状疱疹、眼带耳带性带状疱疹、播散性带状疱疹等，当然还有相对比较少见的无疹性带状疱疹，该病一般会有轻微的发热、身体乏力、食欲较差等不适，部分患者的淋巴结也会出现局部的肿痛症状，无疹性的带状疱疹患者有神经痛但无皮疹和水疱。”

“汪主任，你说得太神了，我前天还真的发了低热，浑身无力，当时以为感冒了，原来是这个东西在作怪。”老陈的爱人激动地说道。

“目前你的病情还算发现得比较及时，不仅需要全身足量的抗病毒治疗，而且同时给予营养神经、止痛等对症支持治疗，局部可以外用抗病毒、预防感染的药膏，还可以配合红外线等局部照射，改善局部血液循环。”汪主任很快给出了治疗方案。

“一定要注意个人卫生，再也不要两人合用洗漱用品。”汪主任朝着快步出门的老陈夫妻喊道。

“知道了，谢谢汪主任。”

故事启示

对于专科医生，虽术业有专攻，但对全科疾病也应该了然于胸，做到充分全面的诊断和鉴别诊断，而且体格检查非常重要，虽然以上的例子，是我运气好，恰巧碰到了患者出疹，但在平时的工作中我们会遇到各种表现的带状疱疹，比如老陈爱人这种无疹性带状疱疹，有的时候就会让患者和医生走弯路，但查体的“视、触、叩、听”的全面性一定要做到，有的时候就是你一个掀开衣服的动作，就能发现隐藏的秘密。

科普小知识

带状疱疹是由水痘-带状疱疹病毒引起的累及神经和皮肤的病毒性疾病，可以发生于从头到脚所有有神经覆盖的区域，通常单侧分布，皮疹一般不超过身体中线，为红斑基础上簇集的丘疹、疱疹，常常伴有不同程度的神经痛症状，这种疼痛呈阵发性，可以先于皮疹出现，也可以在皮疹同时或者之后出现。发生于胸部的带状疱疹，尤其是左侧胸背部，要鉴别的疾病就比较复杂了，比如心血管方面的心绞痛、心肌梗死等冠心病、呼吸科的胸膜炎、气胸等，消化科的胃炎、胃溃疡、胰腺炎等，还有肋软骨炎等，有的时候让医生“神经错乱”，患者晕头转向，此时有一个常见的皮肤科疾病不能忽视，那就是带状疱疹。此外还要与发生于头面部的丹毒、单纯疱疹等鉴别，发生于腰腹部的要与急腹症进行鉴别，发生于臀部的要和生殖器疱疹等鉴别，发生于下肢的要和腰椎间盘突出、下肢丹毒等鉴别，可谓“琳琅满目”，让人应接不暇。

年轻不是资本
——延迟就医险送命

“须知少时凌云志，曾许人间第一流”，年轻就是资本，这是很多青年人的人生信条。年少轻狂，总以为天下事无所不能。对于年轻人，有此壮志当然值得鼓励，但对于我们的身体，千万不要有类似的想法。虽然我们活力无限，精神阳光，但是面对身体的不适，千万不可麻痹大意，年轻有的时候还真的不是资本，很有可能是威胁我们生命的“温柔一刀”。

赵云（化名）今年26岁，毕业于一所著名的985大学，刚上班1年，成绩斐然，加上单位领导器重，同时自己也正是年富力强的年纪，每天熬夜加班、赶工作进度也是家常便饭。

今天早上起床，自觉左侧胸部有隐隐的刺痛，也没有太在意，早早地就赶到办公室，开始了一天的工作。紧张忙碌的工作逐渐让他忘掉了胸部不适，到下午下班的时候才感觉胸痛症状较早上明显加重，同时也伴有呼吸困难，尤其是吸气的时候胸痛症状更为明显。

年轻就是资本，年轻就是需要奋斗。小赵还是没有去医院检查的想法，想想自己年轻，扛一扛就过去了。第二天早上起床，小赵自觉胸痛症状较昨天更为严重，同时伴有明显的呼吸困难。可是一想到今天上午还有一个重要的会议，需要自己做报告，双腿好像装了定位导航一样径直向单位走去，殊不知这一去差点付出生命的代价。

正当他向同事们汇报材料的时候，突然一阵眩晕差点摔倒。此时的他脸色苍白、手脚湿冷，同时出现明显口唇发绀的表现，同事们当时都吓坏了。连忙扶着他，赶紧来到医院寻求进一步治疗。当我赶到急诊室的时候，小赵已经躺在了急诊室的病床上，最近两天的病情变化像是从他颤颤巍巍的嘴巴里面抖出来的。查体：体温 36.1℃，心率 120 次/min，血氧饱和度 90％，血压 92/60mmHg，右肺肺部呼吸音低，左肺呼吸音清晰，气管向左侧移位，叩诊胸部部分区域呈现鼓音表现，心脏听诊未闻及异常杂音。凭着多年的工作经验，初步判断患者合并有气胸，考虑血压低、心率快表现，已经出现休克症状，极有可能就是自发性血气胸。很快床边胸片证实了我的判断，右侧胸腔内可见液气平面，已经与肺门平齐，行胸腔穿刺可见暗红色血性液体抽出。

“联系家属、联系麻醉科、完善急诊手术常规检查、备血、建立两条静脉输液通路。”一连串的程序，已经在我嘴巴上形成了肌肉记忆。

“医生，我这么年轻，平时身体也不错，连感冒都很少，怎么会得这么严重的疾病，你们不会搞错了吧？”此时的小赵仍不甘心，“还要手术啊，我得了什么病啊？”

“你现在患的是自发性血气胸，简单地说就是在没有明显诱因的情况下，你的肺部出现漏气，当然肺部漏气的情况多是由肺部病变引起，年轻人最常见的是肺大疱。由于胸膜容积基本是固定且密闭，肺部大量漏出到胸膜腔，导致肺部被逐渐压缩。此时胸腔内肺部和胸内壁层胸膜之间有粘连且粘连带内有血管，肺部压缩的过程中就会将粘连带扯断从而导致出血。这就是大多数血气胸的发病过程，由于肺部压缩，所以出现胸痛胸闷不适，同时胸腔内大量出血，导致失血性休克症状。我们现在要做的：一是止血；二是将胸腔内的积血清除，给肺部足够的复张空间；三是将肺部病变的地方切除。”经过我这么一解释，小赵终于明白了自己的病情，后悔没有早点来医院检查，以至于大量出血引起休克。

此时在抗休克的支持下，小赵生命体征较入院时稍有好转，我们边抗休克边积极地准备手术。通过胸腔镜下微创处理，我们通过一个长约 2cm 的手术切口就解决了相关问题：止血、清除血块和切除肺部病变肺大疱。

小赵终于转危为安，所有的人都为他捏了一把汗，差点因为一时大意，酿成“千古一恨”，再晚一步甚至连悔恨的机会都没有。

故事启示

小赵经过抢救，终于转危为安，所有的人都松了一口气，但这个案例中有许多值得我们深思的地方。年轻不是我们肆意妄为的资本，的确年轻人出现严重疾病的风险较老年人少很多，但年轻人出现的身体不适也要引起足够的重视，其实生活中真正被遗漏的东西往往不是罕见的情况，而是被我们忽略的细节。为什么我平时身体还可以，突然出现了不适？万事万物皆有它应有的规律。有果必有因，有因必有果，有拼劲是好事，但是绝不能以牺牲我们的健康为代价。

科普小知识

血气胸:当肺内压力突然升高时,致肺大疱破裂,气体通过裂孔进入胸腔内,可造成自发性气胸;自发性气胸引起肺压缩时,可牵拉粘连带,致粘连带撕裂,粘连带中的小动脉破裂出血,便造成自发性血胸。患病年龄以青少年多见,多在用力负重、剧烈咳嗽、屏气后出现,少数患者诱因不明显。当急性失血时,患者可出现胸闷、气促、呼吸困难等不适。因循环血量骤减,患者甚至可出现血压下降等低血容量休克症状,例如脸色苍白、出冷汗、脉搏细速。另外,中量以上的胸腔内血液积存,压迫肺脏,使通气功能受到影响,造成呼吸功能障碍,同时胸膜腔内的大量出血,可压迫纵隔,使纵隔移位,造成血液回流受阻,加重循环功能障碍。如不及时抢救,可危及生命。

要命的鱼刺

——吃鱼的爱与愁

中国人是世界上最爱吃鱼的国家，数据显示，仅我们一个国家吃的淡水鱼类水产品超过地球上其他所有国家的总和，而我们吃鱼大国的地位当然是由每个伟大的中国“吃货”撑起来的啦！“吃鱼有风险，吃鱼须谨慎”，这样的警告，我们听起来还是怪怪的，吃个鱼嘛，在我们的生活中是最平常的事情了，怎么还会有风险，还要谨慎，这到底是怎么回事？下面我们就给大家介绍一个一根鱼刺危及生命的真实故事。

李大妈今年 68 岁，儿子、媳妇忙于工作，自己退休后在家带着小孙子，每天忙前忙后照顾孙子，倒也不亦乐乎。小孙子今年 8 岁，特别爱吃鱼，李大妈怕孙子被鱼刺卡住，每次都买鱼刺比较少的财鱼。

这不，今天的红烧财鱼一会儿被小孙子吃得所剩无几。李大妈一生节约，舍不得一丁点的浪费，看到鱼骨头上还残留点鱼肉，就忍不住又吃了点，结果一不小心就把一根鱼刺卡在喉咙里，半天也没有咳出来。情急之下，李大妈赶紧喝了几口醋，吞了几口饭团，经过自己不懈的努力，终于把鱼刺吞了下去，瞬间觉得咽喉部位清爽了许多，殊不知给自己身体内吞了一颗“炸弹”。

3 天后，李大妈开始出现发热，最高体温 38.5℃，此外还出现胸部隐痛不适，尤其是吞东西的时候疼痛更为明显，刚开始以为自己受凉了，并没有特别在意，在家随便吃了点感冒药。结果第五天开始出现持续的高热，最高体温达到40.5℃，伴有剧烈的胸部胀痛且出现明显的吞咽困难，这才意识到问题的严重性，赶忙到我们医院就诊。经胸部CT检查，可见食管与主动脉弓交汇处食管壁明显水肿，可见大小约12mm×1mm的高密度影，部分已经穿透食管壁并且食管周围可见低密度渗液，考虑纵隔积液。我们询问了李大妈的病情，大妈这才将5天前卡鱼刺吞饭团的事情告诉我们。初步考虑：食管异物、食管穿孔伴纵隔脓肿形成。而且目前最危险的情况是这个鱼刺已经穿透食管壁紧挨着主动脉弓，伴随着主动脉的跳动与鱼刺之间摩擦和脓液的腐蚀，主动脉随时有穿孔的危险，需要立即手术。

麻醉科、消化内科、胸外科立即就位，商讨治疗方案，急诊完善检查后进入手术室紧急体内“排雷”。具体方案如下：①全麻成功后，双腔管气管插管，行左侧单肺通气。患者取左侧卧位，右侧第五肋间进胸，在胃镜光源的引导下确定鱼刺位置。②术中见纵隔胸膜水肿伴张力增加，打开右侧纵隔胸膜，可见脓液流出，准备主动脉侧壁钳以防主动脉损伤导致大出血。③消化内科医生在胃镜引导下采用抓钳将鱼刺向上斜向拔向食管腔内，防止进一步损伤食管壁。④顺利取出鱼刺，未见主动脉损伤，彻底游离损伤食管，通畅引流脓液，彻底冲洗创面。可见食管壁水肿明显，食管穿孔周围严重糜烂，无法一期缝合。在纵隔内放置冲洗管、胸腔内放置引流管同时予以留置胃管减压处理。⑤常规缝合胸部伤口、固定引流管。

经过2周的治疗，李大妈终于痊愈了，并复查了胃镜见食管黏膜愈合良好。李大妈出院的时候握着我的手，感谢我们的救命之恩，但另外一句话到现在仍回绕在我的脑海，“大夫，这吃鱼的风险太大了，以后到死我都不吃鱼了。”

故事启示

老年人相较于年轻人为何更容易卡鱼刺呢？我们总结了一下，除了和进食习惯有关外，主要有以下几点原因：①很多老年人伴有牙齿不全，咀嚼能力明显下降；②随着年龄增长，老年人的口腔及咽部黏膜对异物的感觉下降；③很多老年人怕浪费，吃带有骨头、鱼刺类的食物，将肉吃得特别干净，也增加相关风险。

怎么样才能减少被异物卡住的风险呢？首先吃鱼时要小口，不要喝酒、聊天，注意力要集中；其次吃鱼的时候嘴里食物要单一，最好不要同时混吃其他食物，这样容易把鱼刺挟裹在一起，造成误吞。细软的小鱼刺可能被馒头等食物带进胃内，但比较坚硬的大鱼刺可能会因此越扎越深，严重的甚至会刺破食管和大血管，危险系数较高，尤其要明确的是喝醋软化鱼刺的作用更是微乎其微，因为通过口腔进入的食醋并不会在卡刺处长期停留，接触时间很短，并且食醋的酸性很弱，软化鱼刺作用并不大。

如果被鱼刺卡住了，我们该如何处理呢？首先，如果鱼刺卡喉，要求立即停止进餐，禁止食物、水摄入，能够避免食物裹着异物对食道和胃肠造成二次伤害；其次，抓紧催吐，停止进餐后，建议在第一时间进行催吐，让咽部肌肉出现松动，争取可以取出鱼刺；再次，关注异物深浅，假如肉眼可以看得见异物，位置较浅可以用筷子或者镊子轻轻地将鱼刺取出；最后，就医治疗，如果上述几种办法均无效，建议立即到医院耳鼻喉科或者消化科寻求进一步诊疗。

缺血也会腹痛

——一例肠系膜上动脉夹层的隐秘追踪

腹痛作为临床上最为常见的症状之一，多发生在剑突以下、耻骨联合以上的疼痛。腹痛的病因多种多样，腹痛可能由腹部脏器疾病引起，也可由腹腔外脏器及神经、心理疾病和全身疾病引起，在纷繁复杂的临床表现后面，我们如何才能发现真相，给临床医生提出了巨大的考验。一例罕见的原因引起的剧烈腹痛，经过曲折的层层剥茧，终于找到真相——原来是一根血管惹的祸。

王大爷今年64岁，平常身体还算健朗，没事喝点小酒、抽点烟，平时喜欢到河边钓鱼，3年前发现有高血压病，平时也没有规律服药，血压控制不稳定，忽高忽低，往往在出现头昏脑涨的感觉时才想起来去口服降压药。

“医生，我昨天还好好的，今天早上起来吃早饭的时候，感觉肚脐周围越来越疼，现在连腰都直不起来，饭吃了一半我就来医院了。”王大爷捂着肚子，豆大的汗珠布满额头。

我连忙把王大爷扶到床上平躺着，嘱咐他蜷起双腿，肚子放松，边查体边询问大爷的病情。目前疼痛的范围主要是位于肚脐周围伴有轻度腹胀，发病前大小便正常，近几日无饮酒。既往有高血压、无腹部外科手术病史。查体：体温 36.4℃，心率 85 次/min，血压 160/118mmHg，双肺呼吸音清晰，心脏听诊未闻及异常杂音，腹部平软，无明显隆起，肠鸣音稍低，腹部无明显的压痛和反跳痛，无腹膜炎体征。此时大爷主诉腹部疼痛愈发剧烈，凭着多年行医的直觉，立即安排大爷进入绿色急诊通道，希望尽快明确诊断。

急性腹痛发生往往较为突然，腹痛发生在几分钟之内，患者可清楚地描述腹痛发生的时间及腹痛发作时正在进行的活动，我们在书本上学习的时候常常对急性腹痛进行以下归类：①实质脏器急性炎症，如急性阑尾炎、急性胰腺炎、急性胃肠炎等。②空腔脏器扩张或梗阻，如泌尿系结石、肠梗阻/套叠、胆道结石等。③脏器破裂或扭转，如肝脏破裂、脾脏破裂、肠扭转等。④各种原因导致的腹膜炎，如消化道穿孔、自发性腹膜炎等。⑤胸腔疾病所致腹痛，如急性心肌梗死、大叶性肺炎、胸膜炎等。⑥其他，如尿毒症、糖尿病酮症酸中毒等。

到底王大爷的腹痛属于哪种原因呢？考虑患者腹部疼痛突发且主要位于脐周，腹部平软，无腹膜炎体征，从临床体征上可以排除急性胃肠炎、泌尿系结石、胆道结石和自发性腹膜炎及大叶性肺炎和胸膜炎。患者无外伤病史，可排除肝脾破裂可能。经过一系列的检查结果回报：血常规、肝肾功能＋血糖、尿液分析、C 反应蛋白、血沉、血尿淀粉酶心肌酶谱和肌钙蛋白均未见明显异常，同时心电图、胸腹部 CT 除了可见肠道轻度扩张外，也没有发现明显异常。血常规、C 反应蛋白、血沉及血尿淀粉酶正常用于排除炎症性疾病引起的腹痛，比如急性阑尾炎和急性胰腺炎。心电图和心肌酶谱和肌钙蛋白未见明显异常可初步排除心肌缺血情况。胸腹部 CT 检查进一步排除肝脾破裂、泌尿系和胆道结石、肠套叠及消化道穿孔情况，但肠道出现轻度扩张且患者有腹胀表现，肠梗阻、肠扭转的可能有待进一步排除。

肾功能和血糖正常,可排除尿毒症和糖尿病酮症酸中毒情况。

难道王大爷的腹痛是肠梗阻或者肠扭转?真相到底在哪里呢?科室里面的医生进行了激烈的讨论,集中集体的智慧一贯是我们科的工作特色。在主任的召唤下,立即展开科室大讨论。王主任首先发言:“肠梗阻常见的临床表现为腹痛、腹胀、呕吐及肛门停止排气排便。除了最常见的机械性肠梗阻外,还包括动力性肠梗阻、血运性肠梗阻、单纯性肠梗阻、绞窄型肠梗阻。首先,患者既往没有腹部手术史,昨晚还正常排便,机械性肠梗阻的可能性不大;其次,患者腹痛起病较急,短短几分钟就出现明显症状,也不符合动力性肠梗阻的特点。现在我认为最需要排除的是血运性肠梗阻,况且现在伴有剧烈腹痛且腹部查体体征并不明显,既往患者血压控制也不理想,腹主动脉夹层的可能必须排除。建议立即行胸腹部增强 CTA 检查。”李主任接着说道:“同意王主任意见,患者近期也没有剧烈运动情况,肠扭转也不太符合,现在必须排除肠道缺血缺氧引起的疼痛,除了要复查胸腹增强 CTA 外,我建议明确一下有无血栓形成可能,复查双下肢血管超声和血 D-二聚体,现在必须马上进行相关检查。”

对于此类诊断不明确的危重患者,我们科的习惯都是由高年资医生全程陪同家属一起护送患者完成相关检查。检查结果很快出来,结果让我们所有的人大吃一惊,让我再次感觉到“姜还是老的辣”这句话的现实作用,惊叹集体的智慧。王大爷的确是由于肠道血运障碍引起的腹部剧烈疼痛,可引起血运障碍的原因,既不是主动脉夹层,也不是血栓形成,而是一种极为罕见的疾病——肠系膜上动脉夹层。

肠系膜上动脉约在第一腰椎水平、腹腔干下方 1cm 左右处,由腹主动脉前壁发出,直径平均约 6.5mm,在脾静脉和胰头后方向前向下行，跨过胰头钩突前方，在胰腺下缘十二指肠水平段前面斜行向右下，进入小肠系膜根部，至右髂窝处与回结肠动脉的回肠支吻合，负责所有小肠、右半结肠和大部分横结肠的血供。因此，肠系膜上动脉夹层可导致血管狭窄，从而导致肠道血供出现障碍，因而出现腹部疼痛表现。接着双下肢血管超声和血D-二聚体结果回报均未见明显异常。

经过一番惊心动魄的紧急追踪，终于将隐藏在幕后的“真凶”锁定。王大爷和家属终于松了一口气，也体会到不良的生活习惯带来的危害，尤其是对自己高血压病情置若罔闻的态度后悔不已。诊断明确，才能有的放矢，这只是治疗疾病的第一步。好在王大爷的疾病发现及时，才没有进展到动脉闭塞发生肠道坏死的程度，此外患者还存在夹层动脉瘤随时破裂引起出血的风险。

通过控制血压、心率，静脉营养让胃肠道减少血氧消耗，抗栓治疗等积极的保守治疗，患者的腹部疼痛症状逐渐缓解，没有采用创伤更大的动脉支架植入和外科手术处理，使得患者病情趋于稳定，2周后患者顺利出院。

故事启示

对此案例的再次回顾仍心有余悸。王大爷在平时的生活中，如果能对自己的血压引起足够的重视，可能就不会有此悲剧的发生。良好的生活习惯和对健康的关注，再次告诉我们：预防大于治疗。

作为一名医务工作者，我们能从此案例中获得怎样的启示呢？首先，任何不适或异常的临床表现，都处在一个因果规律主导的世界，但在这个世界的另一边是一个充满概率的不确定世界，而我们医生的职责就是去帮助患者去寻找那个不确定的确定；其次，对于危重症患者诊断不明确时，要发挥集体的智慧，凝聚集体的力量，将常见和不常见的疾病全部罗列出来，从最可能到最不可能进行一一排除，抽丝剥茧，找到真凶；再次，绝对不要被自己从事的专业限制了诊断思路，对疑难、罕见病例一定要做到大胆假设、小心求证；最后，对于受病痛折磨的危重患者来说，医院、医生和药物成了他们最后的“救命稻草”，在诊断没有明确、病情没有稳定的情况下，无论是外出检查，还是相关治疗、有创操作，都建议医生伴行，要永远相信陪伴的力量，医生给予患者的不仅有及时的救治，还有那最让人期盼的安全感。

可怕的食管胃吻合口瘘

——别样处理妙手回春

食管癌作为常见的恶性肿瘤对我们的健康产生极大的危害，尤其食管上段癌，多以颈胸腹三切口手术为主。吻合口瘘作为食管癌术后常见的并发症之一，不但延长了患者的住院时间，而且增加患者痛苦，甚至还有生命危险，尤其是胸内吻合口瘘，多数患者最后死于感染引发的全身衰竭，统计发现患者总体的死亡率为28%～71%。而颈部吻合口瘘，消化道漏出液体均可以做到体外引流，感染以局部为主，很少有死亡病例的报道，近些年，食管癌三切口手术比例有逐渐增加趋势。颈部吻合瘘发生时，伤口渗液较多，尤其是患者咳嗽时造成的胸胃被挤压，大量消化液从吻合口漏出，导致临床医生的伤口换药的工作量剧增。笔者曾遇到过一位患者，一天换药多达10多次，纱布用了80多块，消耗了大量的人力和物力。本案例向大家介绍一种处理颈部吻合口瘘的别样方案，大大减少医生的工作量，增加了患者的舒适程度。

李老爷子，65岁，因诊断食管上段癌，在我科行食管癌根治术（三切口），术后予以预防感染、止痛、肠内肠外营养等对症支持处理。考虑食管癌术后的特殊性，我们每天均对颈部伤口进行换药、查看伤口处理，以便及时发现伤口问题并了解引流通畅情况，避免瘘出液因难以排除沿颈根部流入胸腔，导致感染扩散。

术后第五天，患者颈部伤口开始出现红肿改变，予以行部分缝线拆除、通畅引流，可见浑浊液体流出，伴有少许酸臭味，考虑吻合口瘘发生，予以伤口生理盐水冲洗、换药处理。予以加强消化道负压引流、营养支持等处理，但仍有消化液不断从吻合口渗出，有时甚至出现换药碗还没有来得及清洗，又需要换药的情景，对患者和医生来说，都苦不堪言。为此，我们设计了一款可以持续负压吸引的装置，大大减少了换药的次数，大大减少医疗资源消耗和医生工作量。

具体材料及制作步骤如下。

(1) 材料。吸痰管(14F)、乳胶管(22F)、消毒别针和墙壁负压吸引装置、延长管。

(2) 步骤。①增加吸痰管和乳胶管的侧孔，将吸痰管放在乳胶管中，预测插入伤口的深度；②在合适的位置使用消毒别针将吸痰管和乳胶半管固定在一起，放入需要引流的部位；③将吸痰管的尾部与延长管相接，根据需要决定引流管长度，调整合适的墙壁负压。

经过这一装置的改进，患者吻合口漏出液和渗出液可以在最短的时间被引流，吸痰管外套上乳胶管，防止在吸力的作用下将吸痰管堵塞，影响引流效果。经过这一改进，换药的次数明显减少，多数情况下每天 2～3 次就可保持伤口清洁。同时予以指导患者，根据自己的需要，自行断开和连接吸痰管和墙壁负压管，不影响患者一般活动和大小便，但在使用的过程中，一定要将吸痰管稳妥地固定牢固。

虽然经过这种处理，减少了医生的工作量和增加了患者的满意度，但是能否缩短吻合口愈合的时间，我们正在收集相关的数据，期望能得出有用的结论指导我们的临床工作。

故事启示

食道吻合口瘘常见的原因，首先是患者营养不良、低蛋白血症，导致患者的愈合能力比较差；其次是吻合口周围的炎症、感染也会增加吻合口瘘机会；最后是手术的时候吻合口缝合得太密、胃保护缺失、吻合口张力大等因素也会增加吻合口瘘发生。通过对此例患者的治疗，我们主要得出以下几点启示：①时刻谨记“严于术前、精于术中、善于术后”，对于任何手术患者对手术适应证的把握、手术的设计操作以及术后的管理，均要做到一丝不苟，时刻保持一个敬畏的心，减少手术并发症的发生。②在对并发症的处理上，一定要主动作为，在遵守相关处理原则的基础上，可以大胆创新和科学假设，小心求证，形成更优、更好的处理方式。③临床医学是一门强调实践性的科学，临床实践的过程就是在各种因素之间寻找一种平衡，而这种能力，只有在实践中从书本到临床过渡的过程中逐渐形成，我们医务工作者要多锻炼找到这种平衡的能力。

当食管爱上主动脉

——食管主动脉瘘的致命之吻

7月的校园，每天都如火如荼举行着各种分别仪式，大学毕业班的同学开始奔赴各自的工作岗位，校园门口的小餐馆每天都是人来人往，同学们都在以不同的方式相互道别。这最后道别时刻，却险些成为小王人生的终点，这到底是怎么回事？

"医生，我的胸口好痛，最近这几天吃饭时老是有恶心、想吐的感觉，胸部疼痛越来越明显。"在门诊我接待了小王。

"什么时候开始的？以前有没有出现这种情况？"我问道。

"没有啊，几天前还是好好的，一点问题都没有，就是5天前喝完酒后才出现这种情况的，酒醒后还感觉嗓子有点疼痛。"

"喝酒也是5天前嘛，除了胸痛外，有没有出现其他的不舒服啊？"

"昨天晚上出现了低热，体温38.2℃，也没有进行处理，后来自己退热了，今天早上起来，感觉不仅胸部疼痛，而且背后也感觉胀痛不适。"

通过简短的对话，我似乎感觉问题不是那么简单。喝酒-胸痛-背痛-发热-恶心、呕吐，这一连串的关键词，让我隐约感觉和食管损伤有关。还是先复查一个胸部CT加食管成像，进一步明确病情。

大约15分钟后，我接到放射科医生的电话，一般来说电话回报检查结果，往往是患者问题都比较严重。结果不出我所料，在小王的食管内发现了至少3处异物影，其中一处已经紧紧挨着胸主动脉血管壁，食管腔内疑似有食物残渣潴留，食管周围纵隔内可见低密度影包绕，考虑积液形成，不除外感染或出血。我放下电话后，向小王说了他目前的情况，小王这才隐约回忆起5天前喝酒的情况，可能是喝多后把骨头、鱼刺类的东西吞了进去，要不然怎么现在嗓子还疼呢?

办理住院、通知小王家属并向上级医生说明了一下患者情况，并告知患者现在开始禁食水，需要急诊处理目前的情况。其实我们最担心的是食管异物将主动脉壁刺破，这样一旦形成食管主动脉瘘将会直接威胁他的生命。

麻醉科、消化内科很快就位，术前相关准备完善，家属也很快到达医院。一切准备就绪，正准备将患者推往手术室的时候，患者出现呕血症状，一股鲜红色血液直接从口里喷射出来，立即改去介入导管室，先止血，行主动脉腔内隔绝修复术处理。此时所有的人心都悬在了空中，因为我们都知道，一旦出现食管主动脉瘘，患者生还的概率很渺茫，但只要有1%的希望我们都要尽100%的努力。

所有人都在如临大敌，建立抢救静脉通道、麻醉、插管、胃镜、取血、股动脉置管建立介入通路。此时患者的气管插管可吸出血性液体，误吸的风险陡然增加。经过所有医生的共同努力，主动脉覆膜支架很快打开，DSA(数字减影血管造影)下可见主动脉造影剂外渗消失，出血止住后才能为后面的抢救治疗赢得宝贵的时机。经过消化内镜引导和胸外科医生的共同努力，鱼刺样异物均被一一取出，分离纵隔胸膜、游离食管、对纵隔内积液积脓彻底引流，幸好食管和主动脉损伤较小，予以行纵隔周围组织加固食管和主动脉外膜。

经过积极的抢救和后期的有效治疗，患者逐渐康复，并顺利出院。

故事启示

食管异物引起的临床表现多种多样，常见的表现有食管黏膜划伤、食管穿孔和纵隔感染。国内食管主动脉瘘以食管异物为首要病因，锐性异物常直接刺破食管和主动脉壁，食管主动脉瘘形成时间一般为5天至3周；其次是胸主动脉粥样硬化引起壁间血肿或主动脉夹层，导致动脉瘤腔内压力增加，压迫食管，导致食管壁缺血、坏死，最终主动脉瘤与食管壁穿通。食管异物在临床急诊救治中占有一定的比重，对食管异物的救治，我们认为应该注意以下几点：①明确异物的位置，尤其是与主动脉的关系，因为一旦出现主动脉的破裂，死亡的风险会大大增加；②明确异物卡在食管内的时间，越早发现并取出异物，患者出现感染的风险越小；③如有纵隔内积液伴有发热、感染情况出现，一般需要打开纵隔胸膜、彻底冲洗并引流；④对于食管主动脉瘘的处理方案，目前多是经验性报道，本案例采用的是先主动脉腔内介入控制出血，再行开胸探查引流、冲洗，取得了较好的治疗效果；⑤最后还是要强调一点，“吃鱼有风险，吃鱼须谨慎”，尤其在酒喝多的情况下，喉咙被鱼刺卡住的风险更大，要引起我们注意，因为醉酒后意识状态较差，可能连被异物卡住食管都不知道。

科普小知识

主动脉食管瘘是食道和主动脉之间的异常通道，是一种罕见且致命的疾病。临床以胸痛或吞咽困难、间断呕血为主要表现。一旦出现无症状间歇期后的大出血，将危及生命，早期识别并及时采取有效措施，对改善患者预后有重要意义。

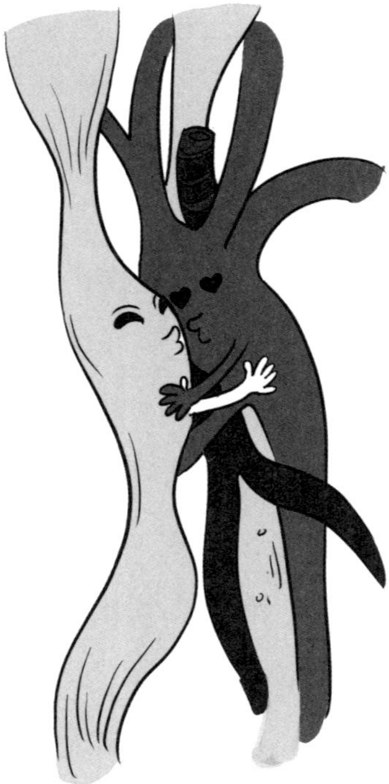

别样的血糖

——正常血糖也是低血糖

2 型糖尿病不论在我们生活中，还是在医生的临床工作中，都是非常常见的内分泌紊乱疾病，由于其较高的发病率，已经成为重大的公共卫生问题。临床上主要以高血糖为主要特点，典型的病例表现可出现多尿、多饮、多食、消瘦等表现，即"三多一少"症状。对于高血糖的并发症，很多人都意识到它的严重危害，比如长期血糖控制不好会导致肾、眼、足等部位的衰竭病变，且无法治愈。因此，现在很多人对控制稳定血糖具有积极的态度，可在临床工作中，我们就遇到一位奇怪的糖尿病患者，只要血糖控制在正常范围内，则必出现心慌、手抖、全身出冷汗、烦躁等明显的低血糖表现，这到底是什么情况呢？难道血糖正常也会出问题吗？

赵阿姨今年 56 岁，1 年前体检发现血糖明显升高，高达 23.5mmol/L 的血糖水平着实把自己吓得不轻，对糖尿病的危害，自己也早有耳闻。由于怕女儿担心自己的病情，才没有将实情告诉孩子，而是按照网上查的一些用药信息，在小区门口的药店买了一种降糖药自行口服，到底血糖控制怎么样完全不清楚。

这一年多来，赵阿姨身体也没有什么特别的不适，家务活、带外孙，忙前忙后也没有什么特殊不适，就是最近1个月左右听周围的邻居说她瘦了，而且她也发现自己每次小便后便池内出现较多的泡沫。赵阿姨是个网迷，上网搜寻信息也是一把好手，这一查可把自己吓了一跳，原来泡沫的形成和尿蛋白有关，而尿蛋白是糖尿病肾病的一种表现。这下慌了神，赶紧到医院进一步完善检查并寻求治疗。

尿常规提示尿糖＋＋＋、尿酮体＋；空腹血糖15.7mmol/L，餐后2小时血糖25.7mmol/L。最主要的肾功能也出现了明显的异常，肌酐、尿素氮水平也偏高。可见赵阿姨口服了这一年多的降糖药根本没有控制好自己的血糖，而她自己也不知情，回想起来太可怕了。经过住院的进一步检查，确诊为2型糖尿病、糖尿病肾病。不幸中的万幸是赵阿姨的肾功能尚未到需血液透析的程度，目前可以暂时予以药物保守治疗。

赵阿姨在病房里整天埋怨自己的糊涂，女儿也为自己对母亲的照顾不周而深深地自责。为了早点康复出院，赵阿姨调整了自己的饮食习惯，并配合胰岛素的使用，血糖开始出现平稳下降。直到有天中午，赵阿姨的女儿匆匆跑到我的办公室，告诉我她妈妈非常难受，刚打完胰岛素准备吃饭，突然出现心慌、全身出冷汗、烦躁不适。我赶忙跟着家属跑过去查看，患者很明显出现了低血糖的表现，考虑患者目前处于清醒状态，予以立即进食糖果和饼干，同时末梢血管血糖提示8.1mmol/L，患者的血糖也不低啊，怎么会出现低血糖症状呢？果然在进食约10分钟后，患者的低血糖症状完全消失了，再次复查血糖12.8mmol/L。带着种种的疑惑，作为规培医生的我，准备向上级医生请教。

原来这里面涉及一个耐受性的概念，通常情况我们所指的耐受性是指人体对药物反应性降低的一种状态，按其性质有先天性和后天获得性之分。前者对药物的耐受性可长期保留，多与这类患者体内某些药物代谢酶过度活跃有关。后者往往是连续多次用药后才发生的，增加剂量后可能达到原有的效应；停止用药一段时间后，其耐受性可以逐渐消失，重新恢复到原有对药物反应水平。简明概括耐受性的定义应该就是：连续多次用药后机体对药物的反应性降低。

同样的道理，由于赵阿姨血糖长期处于较高状态，其身体已经对高血糖产生了耐受和适应，如果降糖过快，反而会引起患者出现低血糖的表现。可见当血糖较高时，尤其在使用胰岛素治疗的情况下（胰岛素具有快速降低血糖的功能），更需要在医生指导下使用胰岛素平稳降糖，在降糖的同时还需要补充钾和其他电解质，避免产生低钾血症和水电解质紊乱。待赵阿姨的病情稳定后，我详细询问了赵阿姨的饮食情况，原来赵阿姨为了使自己的血糖尽快达标，对自己的饮食进行了极为严格的控制，才导致刚才紧急情况的产生。

看着医生和女儿着急的样子，赵阿姨很是不好意思，连忙表示以后再也不自作主张，严格按照医生和护士的指导，“自以为是”的性格已经让自己吃了一次亏，这又吃了一次亏，真的是不应该。

故事启示

糖尿病是由遗传因素、免疫功能紊乱、微生物感染及其毒素、自由基毒素和精神因素等各种致病因子作用于机体导致胰岛功能减退、胰岛素抵抗等而引发的糖、蛋白质、脂肪、水和电解质等一系列代谢紊乱综合征。如果长时间血糖控制不好，会引起诸多严重的并发症。首先多种感染风险明显增加（皮肤感染、结核病、泌尿系感染等)，酮症酸中毒和高渗性昏迷等可危及生命的严重并发症也常见；其次在微血管病变基础上所致如肾脏、眼底和神经病变等慢性并发症也较为常见；最后大血管病变如动脉粥样硬化、高血压病等与糖尿病关系也甚为密切。

对于血糖高的糖尿病患者来说，我们该如何控制我们的血糖水平呢？首先是控制饮食，平时要注意尽量不要吃甜食，热量高碳水类食物也要少吃；其次是要适当加强体育锻炼，每周至少进行3～4次中等强度的体育锻炼，每次坚持半小时以上，但是具体的运动量还要结合患者心肺功能；再次定期监测血糖水平，建议每周测3～4次的末梢血糖，3个月就要去医院检测一下糖化血红蛋白水平，要经常接受关于糖尿病的科普教育，理解糖尿病终生控制的重要性；最后是进行药物治疗，具体是口服药物还是胰岛素注射等方式的选择，要咨询专科医生，切莫自作主张，耽误病情，最终受伤的还是自己。

全身骨痛寻真凶

——原是肺癌惹的祸

一向身体健朗的刘大爷怎么也想不到自己全身的骨痛能和肺癌扯上关系，这到底是怎么回事？

刘大爷今年68岁，平时身体健朗，退休后在老家经营着自己的1亩多菜园子，除了爱抽点烟外，平时也没有啥爱好。可最近几日也不知什么原因开始出现左侧膝关节疼痛，老年人嘛，哪个还没有个腰酸背痛的，就在家自行贴了点伤湿止痛膏，刚开始还好转了几天，以为没有什么大碍。结果没过几天，右侧膝关节、肘关节、肋骨和指关节均出现越来越重的疼痛，这下可把老人家给吓坏了。

先是到了当地县医院的骨科，又是拍片又是抽血也没有发现什么明显异常，疼痛科给开了点口服的止疼药缓解了一下症状，可药物一停疼痛的刘大爷是辗转反侧、彻夜难眠。没办法，子女只好把他带到省城的大医院进一步检查。先后看了骨科、疼痛科依然没有找到原因并拿出有效的治疗方案，这可愁坏了刘大爷全家。最后还是刘大爷的儿子建议，那就来个全身体检吧，反正老爷子活了快70年，还从来没有做过体检，希望能知道病因。

此时正值新冠肺炎疫情肆虐，现在体检行胸部CT已经是“标配”。一顿检查下来还真的发现了一些问题。血糖、血脂偏高，肿瘤标志物中的癌胚抗原(CEA)、神经元特异性烯醇化酶(NSE)明显升高，最主要的在左上肺尖段发现一大小约1.2cm×1.5cm的肿物，边缘毛刺，分叶明显，血管征也非常典型。肺上长肿瘤也会导致全身疼痛，刘大爷全家带着种种的疑惑，找到了胸外科门诊。

刘大爷将自己的症状和就医经历向我娓娓道来，其间种种的疑惑和苦水一股脑全部倒出来。原来刘大爷全身疼痛和肺部肿瘤存在极大的相关性，也就是所谓的肺性骨病。肺性骨病又称Marie-Bamberger综合征，由于某些肺部疾病分泌激素样肽，导致机体内分泌失调而发生骨关节疾病。特点为多发性关节炎、骨膜炎与杵状指(趾)、膝肘腕踝等关节常被累及，病骨区软组织有胀压痛，以胫腓骨和尺桡骨远端较为明显，严重者可累及股骨、肋骨和掌骨等。90%肺性骨病继发于胸腔内恶性肿瘤，其中80%继发于肺癌，美国Mayo诊所报道1879例肺癌手术病例，有肺性骨关节病者占10%，肺癌切除后，37%患者的疼痛症状立即减轻或消失，84%术后1个月消失。

和家属说明了相关情况后，结合患者胸部CT肿瘤形态的特点，我们有理由相信刘大爷的全身骨骼疼痛由肺部肿瘤引起。可肺部肿瘤为什么没有出现咳嗽咳痰或咯血等常见表现呢？主要原因是左上肺部肿瘤病灶位于外周，距离大的气道较远，对气管的刺激并不是很明显，而且我们有个默认的习惯——吸烟的人咳嗽不叫咳嗽，才导致刘大爷疼痛了这么久才找到原因。住院后，完善术前检查、精心的围手术期准备，刘大爷顺利地完成了单孔胸腔镜下左上肺癌根治术，术后病理提示：大细胞神经内分泌癌，未见明显的淋巴结转移。病理分期属于早期，术后恢复顺利，5天后大爷的骨痛明显减轻，出院后2周复查恢复良好，骨痛完全消失。

故事启示

肺癌引起的全身骨痛,属于临床上较为少见的并发症。刘大爷早期出现全身骨痛后,第一个想到的是骨科疾病,未果后又辗转入疼痛科,结果均没有解决问题。这就对我们医生的诊疗水平提出了更高的要求,我们对本专业的常见病可能烂熟于心,可患者不可能按照医生的诊疗水平和专业特点来生病。每当我们接诊患者的时候,都要清空自己的头脑,不能按照自己专科疾病的诊疗思路产生的惯性思维去思考问题。要从患者的症状、检查结果的可信度去重新判断分析,而不是直接从已有的诊断和思维出发,否则很有可能让我们的诊断思路发生偏离,造成误诊和漏诊。每当我们接触一种少见疾病,都能拓宽我们的诊断思路,指导我们少走弯路。任何时候任何情况下,在诊断过程中始终保持敬畏之心是非常必要的,这些正是国家大力实施住院医师规范化培训的初衷之一。

“当你的手里只有锤子的时候,你看什么都像钉子。”这是我们医生一定要摆脱的“魔咒”。

久咳不愈觅真凶

——气管内微小肿瘤是元凶

咳嗽是清除呼吸道内分泌物或异物的反射性防御动作，是一种非特异性症状。常见原因包括呼吸道感染、急慢性支气管炎、支气管扩张等，也有过敏、胸膜炎症、气胸、肺栓塞、心力衰竭引起的肺淤血和(或)肺水肿等原因。咳嗽表现简单，但病因复杂。咳嗽，是几乎每个人都会经历的症状，近期我们就碰到一位非常诡异的患者，持续咳嗽6个多月，而且症状无明显加重，也无明显好转，可能听起来就匪夷所思，这到底是什么情况，究竟是什么原因导致一位18岁的少女受到如此病痛的折磨呢？

小张18岁，刚迈入大学校门，满怀对未来的憧憬时，却得了一种奇怪的症状。6个月前开始出现咳嗽，经常感觉嗓子痒，无胸闷、胸痛、发热、咽喉不适症状，主要以刺激性干咳为主，夜间症状加重，常常有夜间咳嗽导致无法入眠的情况，开始以为自己是感冒，自己买了点药，也不见好转，也在当地医院做了胸部CT，并在耳鼻喉科、呼吸科把与咳嗽相关的常规检查做了个遍，也没有发现明显异常。

最后，带着种种疑惑来到我们科门诊。经过仔细询问患者病情，翻阅她既往的检查结果，我们建议她做个支气管镜，排除一下气道的病变，并告知支气管镜检查的注意事项。小张听后害怕支气管镜检查带来的不适感，主动要求放弃检查，可是白天与黑夜难以控制的咳嗽，终于迫使她向疾病低头，同意行支气管镜检查。这一查果然发现问题的端倪，在左主支气管开口处可见一大小约 2mm×3mm 的粉红色微小隆起病变，并采取了组织活检。3 天后病理回报提示支气管类癌改变。原来小张近期出现刺激性咳嗽，就是这个“小东西”惹的祸，气道持续存在的异物感导致小张日夜咳嗽。

小张同学在得知自己得了支气管类癌后，顿时号啕大哭起来，毕竟花样的年华得了癌症，这个结果对她犹如晴天霹雳，一时难以接受。什么是支气管类癌，可能大多数人都没有听过，甚至一些非专科的医生也少有耳闻。支气管类癌确实在临床比较罕见，占肺肿瘤的 1%～3%，属于低度恶性肿瘤，5 年生存率为 90%，非典型类癌容易发生转移，其 5 年生存率仅为 50%。幸运的小张得的恰好是典型类型的支气管类癌。

最终做了手术，彻底切除了这一段病变的支气管，最后病理结果仍证实为典型气管类癌，残端阴性改变。

故事启示

俗话说“事出反常必有妖”。持续 6 个月的刺激性咳嗽，无明显加重和好转，远非一般的感冒和肺炎能够解释。干咳特点为无痰或者痰液量甚少，主要由气管受刺激引起，如临床上常见原因有肺部/气管肿瘤、急性气管炎、支气管结核和胸膜炎等，纵隔疾病偶也可出现刺激性干咳。本例患者经过前期的常规检查对这些常见疾病进行了一一排除，可我们想要擒住的“妖”到底在哪里？

这就需要我们学会用“回溯”的眼光去寻找患者的过往，也要学会用“发展”的眼光去随访患者的将来。首先，6个月症状无明显的变化，无加重的趋势，可见疾病的进展较慢，排除了急性病的可能；其次，对于咳嗽症状难以缓解者，在无明确证据的情况下我们还是要运用“一元论”的方法去寻找疾病的原因，即还是要从肺部问题去寻找原因，如果患者的临床表现超出“一元论”能够解释的范围，则需要寻找其他潜在的原因。本例患者在全面检查的基础上唯独缺少了气管方面的检查，这就需要我们进一步排除；最后，诊断一个疾病，不应该局限于某个时间点，而应该在“时间线”上这个维度进行分析，既着眼于过去，又要展望未来，所以对于术后患者的后期随访也是关键一环。

科普小知识

医学“一元论“应该作为医学诊断的首选模式，就是在临床诊断过程中，不论患者主诉的症状有多少、检查发现体征有多少，我们都应该努力地用一种疾病来解释，也就是尽量将所有的症状、体征梳理到一种疾病之中，切忌一开始就把发现的临床资料进行分解，分门别类地予以解释。

欲速则不达
——着急降压也是错

以脑卒中和缺血性心脏病为主的心血管疾病是中国人群死亡的第一位原因。心血管疾病的预防是改善国民健康、进一步提升健康期望寿命的重要公共卫生策略。在心血管病防治策略中，归因于高血压患者的人数最多，因此，有效地控制高血压能最大限度地降低心血管病发病率和死亡率。高血压与冠状动脉粥样硬化型心脏病、高血压与脑卒中等相关性，大多数人已经耳熟能详，不需要详述。而对于高血压引起的主动脉夹层可能很多人相对较为陌生，对于主动脉夹层患者降压太快也会有生命危险，这到底是怎么回事？

“医生，我胸好痛啊，整个胸部像被撕开了一样，早上起来还好好的，早饭后做了个晨练就出现这种情况，而且越来越痛，我不会是心肌梗死了吧？”赵大爷捂着自己的胸口，弯着腰说道。

面对如此严重的胸痛自然不该怠慢，血尿淀粉酶、心肌酶谱和标志物、胸腹部增强 CT、心电图等一系列检查以最快的速度进行着且医护全程陪同，绿色通道。在完善检查的同时密切监测患者的生命体征：血压 195/132mmHg，心率 102 次/min，血氧饱和度 98%，心律齐，双肺呼吸音清晰，心脏(一)。20 分钟后，患者检查结果回报，胸部增强CT可以看到血管内膜清晰的撕裂影，可以看到真腔和假腔，这是主动脉夹层最典型的表现。通过阅片可见血管内膜撕裂的范围从左锁骨下动脉远端延伸至膈肌平面水平，考虑为DebakeyⅢ型夹层，其余生化及检查结果未见明显异常。

主动脉夹层作为临床上最为凶险的疾病之一，一旦发生，随时有生命危险。随着社会的发展和生活水平的提高，此类疾病已从罕见病变成了多发病和常见病。对待主动脉夹层的处理方式，我已经非常熟悉，降压、止痛、控制心率等对症处理。经过积极的对症处理，患者自述胸痛明显缓解，经过2小时的药物干预处理后，血压降至142/93mmHg，考虑患者随时可能出现主动脉破裂，在对症处理的同时，积极按急诊介入手术准备，并和家属详细沟通了病情。

“医生快来，17床夹层患者出现神志淡漠，快过来看看。”护士喊道。

听到这强烈的指令，主动脉夹层、神志淡漠，难道是主动脉破裂引起失血性休克，一种不祥的预感顿时弥漫我的脑海，因为一旦出现这种情况患者生还的可能性几乎为零。

我迅速地跑到重症监护病房，边跑边思索如何抢救，看了一下监护仪上患者的生命体征：血压115/65mmHg、心率79次/min，血氧饱和度98%，心律齐，双肺呼吸音清晰，心脏(一)。这不像是失血性休克的表现啊，为什么患者会出现神志淡漠呢？这个时候我的上级医生也赶了过来，他仔细询问了患者的病情变化，并进行了相关查体，然后说道：“将静脉使用的降压药全部停掉，患者可能是低血压导致的脑供血不足引起的。”低血压，可患者的血压是正常的啊，我心里嘀咕着，怎么会这样呢？我在自己的脑海里画了一个大大的问号，准备等患者病情稳定后向老师请教一下。

“血压如果降得太快，对人体有一定危害，即使对于高血压急症的患者如高血压危象、高血压脑病的患者需要快速降压，也应该在每小时之内降低原有血压的20%，不可以操之过急，否则会出现相应靶器官缺血再灌注不足的情况。降压如果过快，或者速度过快、幅度过大，会让患者出现头晕、乏力、头痛等体位性低血压的症状，会出现相应的靶组织例如大脑灌注不足的情况，严重时会导致极度的脑供血不全，甚至会出现脑血栓，引起急性脑梗死。另外，老年人如果合并动脉粥样硬化时血压降低过快，会出现肾脏、冠状动脉血液供应不足的表现，而且会出现尿少、心绞痛、心肌缺血等一系列临床症状和表现。”

“老师，我明白了，对于长期高血压控制不好的患者，降压速度一定要平稳，切记不能操之过急，对他们来说不能以正常的标准进行要求。就好比大多数人每天吃3碗饭，而一个人却能吃6碗饭，你也突然让他改成3碗，他肯定饿得受不了。”

果然，当患者的血压慢慢回到135/76mmHg时，患者才慢慢缓过来。原来一个常见的降血压治疗也有这么多的学问。后来经过积极的术前准备，患者接受了经股动脉腔内隔绝介入治疗，在主动脉内使用支架将血管内膜破口堵住。经过这次教训，赵大爷终于明白了高血压的危害，这也给我今后的工作上了一课。

故事启示

主动脉夹层，又称主动脉夹层动脉瘤，是指主动脉内膜撕裂后腔内的血液通过内膜破口进入动脉壁中层形成夹层血肿，并沿血管长轴方向扩展，形成动脉真、假腔病理改变的严重主动脉疾病。90％的主动脉夹层患者合并有高血压病，临床特点为急性起病，突发剧烈疼痛、高血压、心脏表现以及其他脏器或肢体缺血症状等，如不及时诊治，48 小时内死亡率高达 50％，其主要致死原因为主动脉夹层动脉瘤破裂致胸腔、腹腔或者心包腔、进行性纵隔、腹膜后出血，以及急性心力衰竭或者肾衰竭等。

对如此惊心动魄的救治，我还是第一次参加，事情过后每当回忆起当时的场景，心情仍久久不能平静。任何疾病对人体来说是非常复杂的，相同的疾病，同样的治疗，可能最后结果大相径庭，治疗过程中可能出现的变数也很多，只有提前对患者的预后进行评估，并且密切关注患者的病情变化，才能够及时调整治疗策略，做到个性化的精准治疗。

科普小知识

CTA 在医学上又叫非创伤性血管成像技术，是指在 CT 检查的时候，将造影剂注射到血管里，在不能透过 X 线的造影剂流经血管的时候对血管进行扫描。主要用于血管解剖学成像和病变方面的检查。

你是你，我是我

——一人同时患两癌

癌症猛于虎，谈癌色变，尤其是癌症患者，总感觉死亡的阴影笼罩在头顶，让人压抑得喘不过气。据2022年世界卫生组织统计，每年全球癌症死亡病例超1000万例。随着患癌率越来越高，人们对各类癌症早已不再陌生。“癌症”这个高频词汇出现在我们生活的各个角落中，而且在临床工作中，有相当一部分患者处于癌症晚期，失去了彻底治愈的机会。健康的人总感觉癌症离我们很远，其实癌症往往就在我们身边，人群中有约1/4的人可能会患上癌症。今天我们就为大家介绍一位特殊的晚期癌症患者，在她的身上同时存在双肺、肝脏肿瘤占位，从她的抗癌之路中我们会得到什么样的启示呢？

两个月前，我收治了一位“体检发现双肺结节1周”的女性患者。患者名叫李月（化名），大学教授，60岁，刚刚退休。在常规体检行胸部CT检查时发现双肺弥漫小结节影，其中最大一个病灶位于右肺上叶，直径约1.3cm，考虑肺恶性肿瘤可能性比较大，予以办理入院手续后继续完善相关检查，腹部超声检查时发现肝脏有个大约1.4cm的结节，考虑转移性癌不能排除。

这两个检查结果均提示肺部和肝脏有肿瘤，首先从肿物的形态来看，两者均有恶性的可能；其次如果两个都是恶性肿瘤，是肺癌合并肝癌，还是肝癌肺转移或是肺癌肝转移，如果这个问题没有搞清楚，我们就没有办法进行后期的治疗。为了进一步明确诊断，此后又查了腹部增强 CT 和 MRI 等检查，均提示"右肝占位性质待定，转移性癌待排除"。患者在整个病程中无任何症状，入院后检查乙肝表面抗原阳性、甲胎蛋白轻度升高，查胃肠镜未见病变。行肺部结节高分辨 CT 检查提示：右肺上叶结节，转移性癌待排除；双肺多发小结节（性质待定），转移性癌待排除。

如此反复检查，始终无法进行明确的诊断，李老师已经按捺不住焦躁的情绪，开始出现严重的失眠、焦虑、茶饭不思等不适。

"王医生，你必须和我说实话，我现在是不是得了晚期癌症，已经没有办法治疗了啊，我这刚办理完退休手续，怎么会出现这种情况，平时我在生活中还是相当注意的，没有什么不好的生活习惯，经常锻炼，平时身体也没有什么不适。如果是晚期肿瘤，我就放弃治疗，趁着现在身体还行，我准备出去旅旅游，散散心。"李老师的目光充满着无奈，甚至透露出一丝的绝望。

考虑到这是一位高知患者，是教了一辈子机械专业的老专家，对出现这种情况，还是能冷静地和医生详谈自己的病情，一旁的老伴在床边坐着默不作声，最后还是轻声地说："医生，你就把实际情况告诉她吧，这样可能更好些。"后来我才得知，原来李老师每晚都蒙在被窝里偷偷地流泪，怪不得最近眼睛看起来发红，还骗我说是晚上没有睡好觉的缘故。

"李老师，您好。你现在的情况是这样的……我把相关的检查结果详细地和她做了解释，现在我们最主要的情况是要明确两点：一是要明确除了肺部和肝之外，身上其他地方有没有肿瘤；二是要明确肺部和肝上肿瘤的病理性质，明确两个部位的肿瘤之间有没有关系，即转移的，还是双原发的？如果是转移瘤，在我们临床上就属于晚期肿瘤，如果是双原发的病灶，也就是肺癌同时合并肝癌，那可能是早期肿瘤，存在治愈的可能。”我详细地把情况向李老师进行了说明。

“这些我都知道，我最近在网上查了一些专业的资料，对此类情况大概有一定了解，那你就给我安排一下全身 PET-CT 检查，并进行肿瘤穿刺取病理活检吧。”

李老师果然是专家级别的知识分子，把后面我想说的话都说了。

行全身 PET-CT 检查显示：右上肺那个较大的结节代谢旺盛，考虑恶性可能性大，肝脏考虑恶性，全身其余部位均未见代谢较高的病灶。穿刺后的病理结果提示肺鳞状细胞癌和肝细胞癌。从临床检查结果来看，肺癌和肝癌属于双原肿瘤，还有手术治愈的可能，这对李老师来说也算是坏消息中的好消息。我立即把这个消息告诉李老师和她的家人。

“一切按照科学规律来办，我相信你们。”李老师轻描淡写的一句话，也给了我们医务人员无穷的信心，让我感受到相信的力量。李老师全程参与了我们对其手术方案的制定：同期手术就是胸外科和肝脏外科医生，在一次麻醉下将肺癌和肝癌行根治术治疗，解决两个问题，但此方案缺点是手术时间久、创伤大、手术恢复相对较慢，因此风险较高。分期手术就是将肺癌和肝癌分两次手术治疗，两次手术之间可以有一定的时间恢复，风险相对小些，但是可能会推迟另外一个肿瘤的治疗。

“这些情况我自己都想到了，考虑到两个手术都比较大，我想选择分期手术方式，我和老伴及孩子们都商议好了。”

李老师又给我上了一课，好多事情都想到我们医生前面去了。

经过后期的随访，胸外科和普外科两次手术均很顺利，虽然在短短的3个月内接受了两次手术，李老师说话仍然中气十足，术后恢复也很好。我也一直在随访这位“特殊”的患者，两次的术后病理结果均提示为早期癌症，真的替她高兴。

故事启示

“人世无常，世事难料，明天和意外哪个先来我们都无法预测”，这是我们经常说的一句话。可如果有一天厄运真的降临到我们头上的时候，我们该如何面对呢？李老师给我们树立了一个模范的榜样，但李老师是一个高知教授，现实生活中不可能要求人人都像她那样遇到事情冷静分析、理性判断。作为普通人，该如何面对这如此痛苦而又纠结的选择呢？

随着科技的发展，医学技术有了突飞猛进的进步，人类对疾病的认识也已经进入基因分子水平，可现在人类面临的巨大痛苦仍是疾病，癌症、心脑血管疾病有增无减，似乎无所不能的科技又走入了一个死胡同。作为患者，病痛和死亡这种源自躯体的恐惧感，往往会延伸至思想、意识和心灵，患者有的时候需要的不是科学判断和一大堆晦涩难懂的医学道理，更需要医生的关注、关心和关爱。对医生来说，医疗治疗的目的，不仅要关注疾病本身，还要注意疾病对患者的精神、家庭和工作带来的困扰，将患者视为参与者、贡献者、病痛的陪伴者和见证者。在很多人的世界里面，癌症就等于死亡，殊不知癌症的预后已经发生了翻天覆地的变化，早期癌症绝大多数可以治愈，晚期癌症通过科学的治疗，也有获得长期带病生存的机会。

患者和医生都需要相互认可、相互观察、相互接受和支持。医生和患者之间存在着诸多的分歧，如对病因、疾病的情况，死亡的认识及情感方面都有不同，这就需要双方采用合适的渠道去沟通了解彼此的差异，使得这种分歧不再成为永不相交的共情。医生的情怀来源于职业，产生于内心，有时候医学不是技术的比拼，而是来源于沟通的力量，爱的较量。

科普小知识

双原发癌指的是双原发性肿瘤。通常来说，双原发性肿瘤是指一个人同时患上两种不同的恶性肿瘤。也就是说双原发性肿瘤指的是同一个体在相同或不同的时间内先后发生两种恶性肿瘤，这两种癌症在性质上无任何关联。双原发癌的原因多是患者自身存在免疫缺陷，再加上长期处在致癌的环境中，而身体缺乏对多种癌症的免疫力。如果出现双原发性肿瘤，没有出现远处转移，且身体情况允许，则多可通过手术治疗，同时根据患者的病情配合放化疗，多能较好地控制病情。

胸痛并非老年人的专利

——胸痛赖上花样少年

说到胸痛，我们首先想到的可能是心血管疾病或者是肺部、胸壁疾病，而且多发生在老年人身上。可我们今天要向大家介绍一例发生在初中生身上的顽固胸痛，让大家了解另外一种别样的胸痛。

王思博（化名）同学今年15岁，读初中三年级，近1周来无明显原因出现胸部隐隐疼痛，时好时坏，这可愁坏了父母。毕业班学习压力大，反反复复的疼痛对孩子的心理影响也很大。

为了找到原因，小王同学的父母带他来到胸外科门诊寻求进一步诊疗。

“怎么不舒服啊，小王同学。”我问道。

“医生叔叔，我最近胸部疼痛厉害，也不知道什么原因，突然一下就疼了起来，深呼吸、咳嗽的时候疼痛更厉害，但也可以自行缓解，除了疼痛外，其他也没有什么不舒服。”小王同学焦急地说道。他妈妈在旁边更是满脸愁云：“医生啊，你说我娃这小的年纪，怎么会出现胸痛啊？会不会心脏和肺有啥毛病啊？”

我仔细询问并查看了小王同学的病情。他疼痛的位置位于胸骨左缘2～3肋间，按压时疼痛稍加重，无胸闷心慌等不适，饮食睡眠尚可，也没有夜间因疼痛导致无法入睡的情况。平时活动也没有啥影响，剧烈的运动也没有诱发胸痛的症状。以上症状结合小王同学的年龄，基本排除心血管病导致的胸痛，初步判断可能是肋软骨炎导致。对于肋软骨炎，主要诊断依据是临床症状和局部体征，影像学上多无特异性表现，多适用于排除其他疾病导致的病变。比如X线和胸部CT有助于排除胸内病变、胸壁结核、肋骨骨髓炎等；超声偶可见肋软骨肿胀及结构改变，容易双侧对比观察肿胀变化；MRI能够显示骨、软骨、滑膜及骨髓的活动性炎性改变，特异性和敏感性较X线和CT高。

正是应了那句话："殚竭心力终为子，可怜天下父母心。"小王的父母还是不放心，要求做一些检查进一步确诊。结果胸部CT、心脏彩超和心电图均没有发现异常，他们心里悬着的石头这才落了地。

故事启示

对于胸部疼痛，在临床工作和生活当中，我们医生不应只想到心血管疾病和肺部病损。胸痛也不是老年人的专利，年轻人也有胸痛的情况发生。理论上所有能刺激胸部感觉神经的因素都能导致胸痛，而胸部感觉神经，包括肋间神经感觉纤维、支配动脉的交感神经纤维、支配气管和支气管的迷走神经、记忆膈神经的感觉纤维。常见的能够刺激这些神经的疾病有胸壁疾病、心血管疾病、呼吸系统疾病和纵隔疾病，还有一些腹腔疾病。医生想要做出正确的判断，就需要对各种疾病的病理生理变化有充分地了解，一定要在平时下功夫，接诊患者时才能有底气。

科普小知识

Tieze综合征一般认为是肋软骨的非特异性、非化脓性炎症，定义为肋软骨与胸骨交界处不明原因发生的非化脓性肋软骨炎性病变，表现为局限性疼痛伴肿胀的自限性疾病。其主要原因一般认为与劳损或外伤有关，好发于上臂长期持重的劳动者。发病有急有缓，急性者可骤然发病，胸部刺痛、跳痛或酸痛；隐袭者则发病缓慢，在不知不觉中使肋骨与肋软骨交界处呈肿胀、钝痛，有时放射至肩背部、腋部、颈胸部，有时胸闷憋气。肋软骨炎是疼痛门诊或胸外科门诊常见疾病。

迟到的胸部疼痛

——胸痛也有潜伏期

胸痛症状的背后，有一系列可能危及患者生命的疾病，急性冠脉综合征是最常见的危及生命的疾病，当然还包括气胸、带状疱疹、肋软骨炎等。作为首诊医生，在接诊胸痛患者的时候，首先要区分引发患者胸痛的到底是心血管原因引起的，还是其他疾病引起的。本案例向大家介绍了一位罕见的反复胸部剧痛的患者，在胸痛发生的3个月内辗转多家医院，均未找到确切的病因。这到底是怎么回事呢？

小宋今年38岁，3个月前无明显诱因下出现胸部疼痛，刚开始胸痛症状不明显，自行贴点膏药症状明显缓解，未引起重视。随着时间推移，约2周后单纯贴膏药已经无法缓解疼痛，需要口服非甾体抗炎药止痛方能入睡。平时小宋身体状况良好，也没有其他基础疾病和不良嗜好，是家里干农活的主要劳动力。

刚发生胸痛的时候，小宋去了当地市人民医院进行了一系列检查：胸部增强CT＋肋骨三维重建、心电图、心脏彩超、心肌标志物和心肌酶谱均没有发现异常，根据上述结果，基本上排除了常见的心血管疾病、肺部及纵隔病变。查体发现左侧胸骨旁疼痛明显，按压时加重，双肺呼吸音清晰，心脏听诊未闻及异常。到底什么原因呢？小宋在当地看了胸外科、心血管内科、疼痛科，均未找到何种原因引起，最后不得已更换为更强效的口服止痛药，可是胸部疼痛始终无法缓解，越来越重，甚至连翻身都出现了困难。为此，他去了好几家医院，甚至用了一些偏方药膏涂抹、熏蒸等所谓的“土方法”仍无缓解趋势。3个月的胸痛折磨，小宋变得面容憔悴，体重下降了5kg多。

听了小宋讲述了自己的病情，我也好奇到底是什么原因导致的。对其进行了相关查体，发现胸部疼痛较为局限，主要位于左侧胸骨旁4～6肋软骨，按压时伴有强烈的剧痛，无明显牵涉痛表现，胸部皮肤颜色正常，疼痛区域皮肤温度较周围温度稍高，触诊疑似皮下有波动感。会不会有积液？会不会是肋软骨肿瘤？会不会是特殊类型感染所致？带着一系列疑问，结合小宋既往的相关检查，我们决定对小宋的疼痛部位行超声检查，为了一探究竟，我亲自陪他一起去了超声科。

超声结果提示在左侧胸骨旁4～6肋范围内可见大小约5cm×4cm×0.5cm区域不规则液性暗区，其中肋软骨表面粗糙且形态不规则，犹如“虫噬样改变”，部分积液区域可有蜂窝样液体分隔。故事到这，基本可以确定疼痛的元凶就是这几根病变的肋软骨导致。在临床工作中，肋软骨区域疼痛多是由肋软骨炎引起，而且肋软骨炎一般不会引起如此剧烈的疼痛且大多都具有自限性。再次询问小宋近期有没有胸部外伤史，经过回忆大概半年前开车时发生过一次追尾，导致胸部与方向盘撞击，当时疼痛非常明显，大约三四天后就明显缓解，后来也没有到医院进行相关检查。

事情到这，终于把隐藏的胸痛元凶揪了出来，小宋原来得了一种叫作肋软骨坏死的疾病。经过手术切除坏死肋骨，并行胸廓成形重建，1周后顺利出院，1个月后随访再也没有胸部疼痛的感觉。术中情况也再次证实了我们的术前诊断：可见坏死肋骨呈现“虫噬样改变”，就像珊瑚的外观，表面毛细血管消失且与正常肋骨部分分离，周围可见渗出淡黄色积液。

故事启示

肋软骨坏死通常表现为坏死区域疼痛，难以愈合，病程反反复复。此外，如果坏死骨有局部无菌性炎症，就会有局部肿胀，如果有炎性渗出，就会有局部波动。对于肋骨坏死，通常需要切除坏死的肋软骨。肋软骨相对于其他骨组织在胸片、胸部CT三维重建中通常不容易显影，对于软骨病变较难发现。对于此类较为少见的疾病，我们认为应该从以下几方面吸取教训：①坚持原则又灵活多变。对于疾病的诊断而言，首先考虑的是常见病的常见症状，其次是常见病的罕见症状，再次是罕见病的常见症状，最后才是罕见病的罕见症状。②要想成为一名优秀的医生，要永远保持好奇心，好奇心是一种奇妙的东西，需要我们不停地用充满奇趣的发现去喂养，直到它成为促使你不断成长的动力。在接诊已经有复杂就诊经历的患者，绝对不要被同行的思路干扰，一切都要从头开始，这样才能起到查漏补缺的作用。③对于特殊的患者，在进行相关检查时，必要时建议亲临现场，因为辅助检查科室的医生，可能对患者的病情并不是那么了解，或者对专科疾病的演变不是那么熟悉，主治医生则在检查过程中可以动态、多角度观察病变，并进行相关探讨。

治不好的肺部感染

——捣蛋的"隔离肺"

肺部感染是临床上较为常见的疾病，多数患者经过合理治疗均可以获得满意的效果。可本案例患者因反复肺部感染，在当地医院断断续续治疗2年，无法得到根治，这是什么原因呢？

小李今年32岁，2年前因一次感冒引起发热、咳嗽咳痰，在当地诊所行抗感染治疗4天，相关症状明显缓解。大约2个月后无明显诱因下再次出现发热、咳嗽咳痰等不适，采取同样的方式进行相关治疗，症状也很快好转。此后，每3～4个月小李均会出现类似的症状，也就在家门口的诊所用点抗生素治疗，很快就好转了。由于工作繁忙，平时症状好转后也没有什么不适感觉，一直没有把此病放在心上，要不是小李的好朋友查出因肺炎治疗不及时导致肺脓肿形成，他还准备就这么拖下去。

望着眼前的小伙子叙述着自己的病情，满脸的疑惑，自己年纪轻轻，遇到了啥怪病啊？根据我从医多年的经验，首先可以判断的是每次出现症状肯定和感染有关，因为抗生素对其疾病有较好的治疗效果。可是，为什么反反复复出现感染呢？治疗不彻底？气管异物残留？肺部条件致病菌感染？还是其他原因？不得而知。

对此我也很是疑惑，先做个胸部 CT，看看肺部影像学上有没有什么改变。很快肺部 CT 结果提示：左肺下叶可见含有液体的囊肿和软组织肿块，部分肿块周围有肺气肿改变；增强扫描见囊性或实性包块影中局限性多血管征，其中较粗大的一支与胸主动脉相连。至此，小李的基本情况明确，原来他得了一种相对罕见的先天性肺发育畸形——肺隔离症（叶内型）。难怪反反复复的肺部感染难以治愈，终于找到元凶。

详细向小李解释了他的病情，排除了肺部感染后，完善术前检查，未见明显的手术禁忌证，予以胸腔镜下左下肺叶切除术，术后患者 7 天顺利出院，随访半年再也没有出现类似症状。

故事启示

对于此类患者我们得到哪些经验教训和相关启示呢？首先，作为一名患者来说，对自己的健康状况缺乏足够的关注，结果导致病情反反复复达两年之久；其次，对于一些临床上并不常见的疾病，基层医院缺乏相应的诊疗经验，对于此类患者无法给出切实有效的建议，“头痛医头，脚痛医脚”，并没有追根溯源，找到疾病的根本原因。

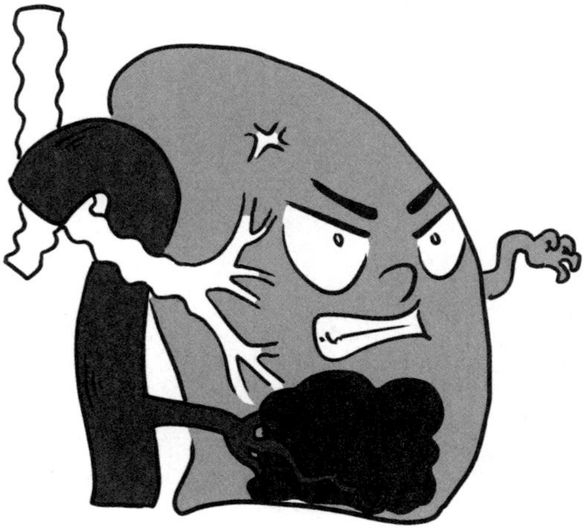

科普小知识

肺隔离症也称为有异常动脉供血的肺囊肿症，是临床上相对多见的先天性肺发育畸形。肺隔离症一般不与气管相通连，供血动脉来自主动脉（胸主动脉或腹主动脉分支），可分为两型：叶内型及叶外型。叶内型较多见，病肺与其邻近正常肺组织被同一脏层胸膜所覆盖，多见于下肺叶，尤以左侧后基底段为多；叶外型较少见，病肺位于其邻近正常肺组织的脏层胸膜外，多数位于左肺下叶与横膈之间。

“省钱”省出来的麻烦

——医保卡乱用的困局

社会医疗保险卡是医疗保险个人账户专用卡，它以个人身份证为识别码，储存记载着个人身份证号码、姓名、性别以及账户金的拨付、消费情况等详细资料信息。2021年4月22日，国务院办公厅发布《国务院办公厅关于建立健全职工基本医疗保险门诊共济保障机制的指导意见》规定：个人账户主要用于支付参保人员在定点医疗机构或定点零售药店发生的政策范围内自付费用。可以这么说，它就像我们的身份证一样，伴随着我们的一生。医保卡不能外借，更不能冒名顶替别人的医保卡来进行相关的手术，否则后果可能和我们想象的大相径庭。下面我们就通过一个案例，向大家讲述一个简单的问题如何变得异常复杂，最终需要通过司法公证鉴定后才进行手术的事件。

杨女士今年52岁，1个月前发现右侧乳腺肿物在当地医院进行相关治疗。由于自己没有缴纳医保，导致自己医保卡无法使用，就抱着侥幸和贪便宜的心理，用了自己姐姐的医保卡，由于当地医院没有进行严格的审核，顺利蒙混过关，在当地医院行右侧乳腺肿物切除治疗，术后病理结果诊断为乳腺癌，由于就诊医院是当地一家乡镇级别卫生院，无法进行进一步手术治疗，需要转诊上级医院。

这可就让杨女士全家犯难，乳腺原发病灶已经从乳房上切除，无法再次获得相关病理诊断。术后病理报告单上的名字与自己的名字不符，无法证明自己的疾病。杨女士带着自己的病理报告单，辗转省城几家大医院，均被拒之门外。在门诊，我接待了这个特殊的患者，如果不进行进一步手术治疗，乳腺癌具有极高的复发和转移的风险，看到她憔悴的面容和绝望的眼神，如何能见死不救？可如果就这样进行仓促的手术，很有可能把自己推进“火坑”。怎么办？这种情况我也从来没有遇到过，如何能够做到既救死扶伤，又规避自己的法律风险？

最终，我们联系了一家律师事务所，在一位律师朋友那里得到合理的处理方案，最终顺利地给杨女士进行了乳腺癌改良根治术。

故事启示

社会医疗保险卡的作用：①参保人员完成缴费年限后可以终身享受医疗保险的权利，可以享受医疗报销和退休后享受医保待遇。②医保个人账户的资金用于支付就医和购药自付部分的费用。可见未缴纳参保费用的人员是无权享受这一报销待遇的，冒用别人的医保卡，情节严重的会有触犯法律的风险。杨女士的这一做法，不值得提倡。从这个事件中我们要懂得权利和义务是一个事物的两个方面，如果都像杨女士一样，医保资金从何而来，最终损害的还是自己的利益。贪图便宜，为一己私利，最终可能搬起石头砸了自己的脚。

救命管道进错门

——胃管进了气管的“门”

对于临床医务人员来说，消化道留置胃管是最为常见的治疗操作手段，尤其在对危重症患者的救治中立下汗马功劳。如此战功赫赫的胃管，如果操作不当可能成为导致患者死亡的加速器。为什么会出现这种情况，我们给大家展示两例刻骨铭心的案例。

案例一

患者，男，85岁，因“急性脑出血1小时”急诊入院。经急诊手术治疗后，患者生命体征平稳，颅内无出血进展，患者始终处于深度昏迷状态。考虑患者无法进食，予以留置胃管行肠内营养处理。

案例二

患者，女，93岁，因“双侧股骨头坏死”入院。术后第五天患者合并出现双肺感染伴有呼吸功能衰竭，行气管插管、呼吸机辅助治疗，考虑患者无法经口进食，予以留置胃管行肠内营养处理。

操作过程：①充分告知患者留置胃管的必要性，缓解患者紧张、焦虑情绪。②嘱患者行半坐卧位，头偏向一侧，将胃管涂抹石蜡油后，经患者一侧鼻孔进入。③胃管进入鼻腔内，患者往往会有咳嗽症状，嘱患者深呼吸。待胃管到达会厌部时，嘱患者做吞咽动作，便于胃管顺利进入食管内。④胃管一旦进入食管内，患者的咳嗽症状会明显好转，继续鼓励患者放松深呼吸，待胃管的刻度到达 50～60cm 时停止操作，并固定好胃管，避免脱出。⑤嘱患者翻身活动时保护好胃管，避免将胃管脱出，需要再次置入。⑥采用 50ml 注射器快速向胃管内注入气体，使用听诊器，在上腹部听到明显的气过水声，并可在胃管内抽吸少许混杂液体。

按照上述方法安置好胃管后，行肠内营养液滴入，数分钟后两例患者均出现突发呼吸急促、血氧饱和度下降等明显缺氧症状，考虑营养液误吸，立即停止营养液输注并按照误吸方案处理，所幸两位患者发现及时，经过积极处理均转危为安。

故事启示

留置胃管可行持续胃肠减压，减轻因消化道疾病引起的腹痛腹胀，同时可以根据患者的病情需求进行营养支持治疗。不仅如此，它还可以对服毒患者进行洗胃，减轻毒素吸收，也可用于监测消化道出血，尤其是胃出血情况。可见在临床工作中，胃管在疾病的诊疗过程具有不可替代的作用。以上 2 个案例均按照我们的胃管操作规范进行处理，可为什么还是无法避免将胃管置入呼吸道的情况呢？我们为此也查阅了相关文献，主要有以下几点教训和经验总结：①以上两位患者，一例深度昏迷、一例合并呼吸功能衰竭，均处于极度衰弱，无法进行有效的咳嗽反射，对此类患者我们不能以是否有呛咳表现，判断胃管的位置。②两例患者均体形消瘦、舟状腹明显，将气体注入胃内，希望通过气过水声判断胃管的位置，也存在一定风险。首先，气过水声并非胃腔独有，气管内如有较多分泌物也可闻及气过水声、抽吸出少许液体；其次，对于体形消瘦的患者，气过水声可以传导到胃的位置，并在腹壁听见类似声音，容易引起误判。

如何从根本上避免类似的情况发生，我们认为可以从以下几点入手：①在常规判断胃管位置方法的基础上如抽吸胃液、上腹部闻及气过水声、呛咳等，追加行床边腹部X线平片。②肠内营养液的注入不属于抢救范畴，多数不需要急诊实施，如没有床边X线检查条件，可以先少许缓慢地滴入少量无菌生理盐水，并密切观察患者呼吸情况，如有呼吸功能迅速恶化，建议立即停止滴注，并进一步完善相关检查。

迷雾中的肺影

——肺癌或肺结核迷雾拨开记

肺结核和肺癌就像肺部疾病中的“真假美猴王”，鉴别起来常让医生头疼不已。两者在CT影像上都可能表现为肺结节或肿块，结核的“卫星灶”（主病灶周围的小斑点）有时会被误认为肺癌转移，而肺癌的“毛刺征”（边缘细长突起）又可能被当作结核的炎性反应。诊断的“金标准”活检有时也会陷入两难：取出的小块组织可能同时存在结核性肉芽肿和异形细胞，就像在犯罪现场同时发现两个嫌疑人的指纹。新型检测手段如基因检测虽能提高准确性，但当遇到结核合并肺癌的“双重间谍”病例时，仍需结合临床表现反复推敲。这种鉴别困境背后，是人体对疾病反应的复杂性——同样的影像特征，可能是免疫系统对抗结核菌的“战场遗迹”，也可能是癌细胞野蛮生长的“违章建筑”。如何能在这重重迷雾中找到真相，确实给我们的林医生出了一个大大的难题，让我们看看林医生怎么擒住这个真正的凶手，带大家揭开肺部阴影背后的真相。

坐在胸外科医生办公室的我，紧盯着电脑屏幕上两个不同患者的CT影像：左边是32岁程序员陈默的右肺上叶8mm实性结节，边缘似有毛刺；右边是28岁教师苏晴的左肺下叶10mm混合密度结节，周围散在卫星灶。两人初诊报告都标注着“恶性待排”,但我知道,这极有可能是肺结核布下的迷魂阵,又遇上难题了。

10年前导师的话突然刺破记忆:“结核菌是最狡猾的演员,它们会披着癌细胞的戏服登场。”此刻,这句话在两张CT片上得到残酷印证——两者都符合早期肺癌的“血管穿行征”,但苏晴病灶周围的钙化点又暗示着结核可能。

“医生,我还能活到孩子上小学吗?”3天前陈默攥着CT报告的手指关节发白,他刚成为父亲3个月。而苏晴则在诊室崩溃:“单位正在竞聘教研室主任,这时候查出肺癌……“她涂着精致口红的嘴唇颤抖着,粉底被泪水冲出沟壑。

既然胸部CT无法给出明确的答案,在和患者进行了详细的沟通后,给他们安排痰液基因检测,这是鉴别结核与肺癌的新型武器,能同时捕捉结核杆菌DNA和肺癌驱动基因。3天后,实验室来电:“痰液中发现*EGFR*基因突变。”这个结果让肺癌概率陡增到70%,但我注意到陈默血沉的异常升高,这通常是结核活动的信号。

转战支气管镜室,在陈默的病灶处灌洗取样,肺泡灌洗液结核菌培养需要6周,但Xpert MTB/RIF检测能在2小时内给出结果。等待结果时,护士突然告诉我3床苏晴痰中带血,进入病房的刹那,看到苏晴正用教案本接住口中咳出的血凝块,我立刻启动紧急预案,在介入科同事协助下完成支气管动脉栓塞,同时取穿刺活检组织送检。病理科肖主任盯着显微镜沉吟:“类上皮细胞肉芽肿伴干酪样坏死——这是典型结核特征。”

但……

他调高倍数:“奇怪,这些异型细胞像腺癌……”

陈默的Xpert检测报告姗姗来迟:结核分枝杆菌阳性。但EGFR

突变的存在让我陷入两难，这是结核合并肺癌的“二重奏”，还是检测假阳性？PET-CT 显示病灶 SUV 值高达 8.7，通常结核不会超过 5。最终，在种种办法均无法获得令人信服的诊断后，我和家属进行了详细沟通，遂决定行胸腔镜手术。

手术台上，陈默的肺组织在显示器中展开诡谲画卷：灰白色病灶触感竟如砂砾般坚硬——这是结核球的典型特征。快速病理证实为增殖性结核伴纤维钙化。手术顺利，术后我将这个好消息告诉了陈默妻子，她按捺不住多天的压抑情绪，大哭起来，在这哭声中我听到更多的是喜悦。

而苏晴也选择了胸腔镜微创肺结节手术，她的病理报告犹如惊雷：结核性肉芽肿包裹着微乳头型腺癌，这种极为罕见的结核球包裹癌细胞的情况却被她撞上。更残酷的是，术中壁层胸膜的小结节冰冻切片显示合并有胸膜转移。当我把这个消息告诉苏晴的爱人时，她爱人崩溃地大哭，嘴里面念叨着含糊不清的语言……

3 个月后复诊，陈默的结核治疗效果显著，而苏晴戴着假发独自前来，化疗让她失去了眉毛，却多了份奇异的宁静：“学生给我折了千纸鹤，说每只翅膀上都写着我的名字。”

这不禁让我再次想起医学院病理教研室墙上的一幅图：结核分枝杆菌如藤蔓缠绕，癌细胞的利爪张扬。这两种宿敌竟能如此相似，就像命运给人类开的恶意玩笑。

故事启示

医学本质上是与不确定性共舞的艺术，也就是如何在不确定的迷雾中寻找确定性。陈默与苏晴的故事,暴露了现代医学在精准与模糊之间的永恒困境——即便拥有基因检测、人工智能辅助诊断等尖端武器,当结核分枝杆菌与癌细胞在显微镜下跳起死亡之舞时,人类依然可能成为误诊的囚徒。

这种不确定性映射着更深层的生命哲学。加缪曾说:“诊断的焦虑,本质是对生命有限性的恐惧。”也就是现代人在理性主义神话破灭后的集体焦虑。我们渴望CT影像能像水晶球般预言命运,却忘了生命本就是概率的叠加状态。在诊疗过程中,我们不能为所谓的诊疗指南困住手脚,指南之外的人性化抉择往往更能展现医学最珍贵的品质,正如特鲁多医生的墓志铭所述:“有时去治愈,常常去帮助,总是去安慰。”我们所有人都会最终离开这个世界,生命的尊严不在于绝对掌控命运,而在面对未知时保持清醒与慈悲。毕竟,医学的终极目的不是对抗死亡,也对抗不了死亡,医学是让生命在每一个不确定的当下,都能绽放应有的光芒。

医学的尺度与生命的重量

——医生的纠结与痛苦

小王今年23岁，体检发现右肺上叶6mm磨玻璃结节2个月。小李今年43岁，体检也发现右上叶6mm磨玻璃结节2个月。两位患者肺部结节从影像学形态上看几乎没有什么差别，小李坚持要行术后活检，术后病理诊断为原位癌，术后本人欣喜万分，庆幸早手术切除病灶。可我们年轻的小王怎么办呢？要不要手术切除？

近期笔者接诊了两位患者，纠结了许久，真的不知道该怎么处理，让我也陷入无尽的思考，医学除了拯救生命、治病救人外，其实背后还有千丝万缕的“江湖”，这到底是怎么回事，且为大家一一道来。

小李，女，43岁，体检发现右上叶6mm磨玻璃结节2个月，平时身体健康也没有什么基础疾病，每周还坚持3次的健身训练，也无不良嗜好，直系亲属也没有肿瘤家族史。可自从这个肺部小结节发现以来，小李像变了一个人，就像她的老公说的那样，如同“鬼上身”，每天不是唉声叹气，就是网上无穷无尽地查关于肺结节的资料，茶饭不思，睡眠不想，孩子的生活、学习也不管不问，陷入无尽的恐慌和痛苦之中。听着小李丈夫的痛苦陈述，小李也知道自己这样的行为不合适，可是就是无法控制自己，她也为此感到深深的自责。

怎么办？这是一个非常客观的现实问题。对于 6mm 的纯磨玻璃结节，按照现行的肺结节诊疗指南，我们多推荐行定期随诊，明确肺部结节大小、形态和密度等相关情况的变化趋势，多建议 3～6 个月后再次复查，再决定下一步治疗和手术方案。在详细和小李讲述了肺结节的相关专业知识后，告诉她可以定期随诊，再根据结节的变化趋势决定下一步治疗方案，小李听到我的讲解后断然拒绝了我的建议，强烈要求手术，仿佛这个结节再不切除她可能随时会疯掉。可这么小的结节，真的需要切除吗？如果切除后确诊是良性结节，算不算过度治疗呢？指南上可是规定的是 8mm 结节才有手术指征啊！第一个纠结产生了。为此我极力想去寻找手术的理由，又建议患者行目前最清晰的肺结节高分辨 CT，想寻找一些支持手术的蛛丝马迹，结果仍然是徒劳，结节为纯磨玻璃结节，既没有我们常见的高危因素比如密度不均匀、气管征或者血管穿行，也没有分叶毛刺，这该怎么办？

看着患者痛苦的表情和祈求的眼神，我最终答应给患者选择手术切除，行胸腔镜微创单孔病灶楔形切除术，结果术后病理证实为原位癌。由于小李的病灶很靠近外周肺的边缘，对于此类结节仅仅行结节楔形切除，术中病理结果爆炸切缘阴性，切缘距离肿瘤的距离大于结节直径，就可以满足根治需要，手术对肺的创伤并不大且术后恢复很快，3 天就办理了出院手续。出院时小李紧锁的眉头终于完整地舒展开来，还不忘得意地向我说了一句："我就知道是癌，看看我没有错吧！"

确实，小李做了正确的选择，既治疗了自己的早期肺癌，又把自己的心病给彻底解除了，一箭双雕，可喜可贺。

可类似的情况出现在小李出院的第二天，我在门诊又碰到了 23

岁的小王。

小王大学刚毕业1年，单位组织体检发现右肺上叶6mm磨玻璃结节2个月，最近又刚交了一个男朋友，两人感情相当好，目前已经到了谈婚论嫁的地步，可这个刚刚发现的肺结节让她最近焦虑不安。结合目前的诊疗指南，完全可以6个月后随访，明确结节变化再决定下一步治疗方案。可刚出院的小李仍然让我记忆犹新，万一是早期癌结节会不会耽误患者病情呢？

结合既往经验6mm纯磨玻璃结节即使是恶性，短期复查不会影响治疗效果，可是这样总感觉心里有点堵得慌，万一呢？小李不就是个例子吗，要是小王同意手术，万一手术后病理诊断为恶性，她以后可能要面对很多问题？刚入职就查出来肺癌，尽管是早期治愈的可能性非常大，可单位领导难免会有想法？男朋友呢，不会没有想法，就算男朋友没有，未来的公公婆婆呢，总不想自己的儿子和一个年纪轻轻就得了肺癌的女孩结婚吧？

各种各样的问题纠结在一起，这些似乎不是一个医生该考虑的问题，医生只管考虑治病就行了，可是又不得不考虑这些问题。年轻人毕竟不是癌症的高发人群，万一手术做了是个良性结节，这不又是违反肺结节诊疗指南，过度治疗了吗？

支走了小王的男朋友，我把我自己的想法和纠结，以及遇到和她类似的患者的情况，向她和盘托出，将最新的研究成果和诊疗指南向她做了详细的解释，让她自己做最后的选择，一定要考虑清楚，谨慎选择，即使近期不考虑手术，一定要切记定期复查，以免贻误治疗。我觉得医生不仅要治疗患者疾病本身，也不应该忽视患者疾病以外所处的社会背景和疾病对患者全方位的影响。

可是这对小王的男朋友好像又不是那么公平，他被我支开了。

当医生太难了，尤其像我这种特别爱纠结的人。

故事启示

两位患者，两个相似的肺结节，却折射出医学无法被量化的人文困境。小李与小王的故事，像一面棱镜，将现代医学的理性框架与生命的复杂性折射出多维的哲学命题：当指南的刻度与个体的命运相遇，医生的手术刀该如何在科学与人性之间划出平衡的轨迹？

从疾病本身看，6mm 纯磨玻璃结节是医学定义的“灰色地带”。指南以 8mm 为手术阈值，是对群体风险的统计学博弈，却难容个体生命对未知的恐惧。小李的病理结果证实原位癌的“幸运”，恰如硬币的正反两面：一面是早期干预的临床获益，另一面却是对医学确定性的嘲讽——当概率论遭遇具体生命时，科学终究要臣服于命运的无常。而小王案例则暴露另一重悖论：同一颗结节在 23 岁躯体上承载的不仅是生物学风险，更是社会关系中的身份危机。医学能切除病灶，却无法缝合职场偏见、婚姻契约断裂的隐伤，这提示着疾病从来不是孤立存在于器官之中。

患者的焦虑与医生的纠结，共同构成现代医学的“暗物质”。小李的恐慌投射出当代人对健康符号的过度敏感：CT 影像成为悬在头顶的“达摩克利斯之剑”，解构着健康与疾病的边界。而当医学不得不扮演心理疗愈者时，手术刀便异化为对抗存在性焦虑的武器。小王案例更将医生推向伦理悬崖：支开男友的举动，暗示着医疗决策已从个体身体蔓延至社会关系网络。年轻女性“癌症幸存者”的标签可能成为职场晋升的隐形天花板，或是婚恋市场的禁忌烙印——这些非医学因素，却真实地重构着治疗结局的价值维度。

这迫使医学重新审视其本质使命。当指南的刚性框架遭遇生命的液态现实时，医生必须成为“戴着镣铐的舞者”：既要敬畏统计学构建的理性秩序，又要倾听每个生命在时代焦虑下的独特脉动。小李的“正确选择”与小王未决的困境，共同书写着医学的人文叙事——治愈不仅是消灭病灶，更是帮助患者重建与自我、他者、世界的和解。或许真正的医者之道，在于承认医学的有限性，在科学与叙事的张力间，为每个生命保留一片能安放恐惧与希望的人性化空间，在科学与人性间寻找平衡。

防晒不是"裹粽子"

——过度防晒皮肤也"伤心"

小林的经历虽然有些离奇，但给我们敲响了警钟：防晒固然重要，但过度防晒同样会带来健康问题。炎炎夏日，紫外线确实强烈，但如果把自己裹得密不透风，反而会导致皮肤无法正常散热，引发痱子、脓痱等问题。

三伏天的午后，阳光像一把无形的火焰，炙烤着大地。空气中弥漫着一种令人窒息的闷热，仿佛连呼吸都变得困难。就在这样一个炎热的下午，皮肤科病房迎来了一位特殊的病人——25 岁的年轻女士小林。

小林一进门，就吸引了我的目光。她的前额和后颈项部布满了红斑和脓疱，看起来像是被某种神秘的"魔法"击中了一样。她一脸无奈地坐在诊室里，仿佛在等待一场审判。

"医生，我这两天突然长了这些疹子，痒得不行，还疼！"小林皱着眉头，语气中带着一丝委屈。"别急，慢慢说。"我一边安抚她，一边仔细观察她的皮疹。红斑和脓疱集中在暴露部位，看起来确实有些蹊跷。"我这两天没用什么新护肤品，也没吃什么药，就是前天中午出去办了点事，结果第二天就成这样了。"小林回忆道。"出去多久，有没有晒到太阳?”我继续追问。“就两小时吧,但我可是做足了防晒措施,全副武装!”听到这里,我心里一咯噔,隐约觉得事情并不简单。于是,我决定先给她做个初步诊断。

小林的皮疹看起来像是某种急性皮肤病,但具体是什么,一时还难以确定。于是,我喊来科室的同事们进行了一次病例讨论。

“我觉得可能是急性泛发性发疹性脓疱病。”一位同事提出了自己的看法。

“也有可能是角层下脓疱病。”另一位同事补充道。“会不会是感染或者是红斑狼疮?”还有人提出了更复杂的可能性。

大家各抒己见,讨论得热火朝天。最后,我们决定建议小林做个病理检查,以便明确诊断。然而,小林却拒绝了。“医生,我这皮疹长在脸上和脖子上,做病理检查岂不是要留疤? 而且这么热的天,我可不想再折腾了。”小林的态度很坚决。

无奈之下,我们只能暂时给她开了抗过敏药物,希望能缓解她的症状。然而,几天过去了,小林的皮疹并没有明显好转。就在我们一筹莫展的时候,小林突然主动找到了我。

“医生,我想起来了! 那天我出去的时候,不仅涂了防晒霜,还戴了墨镜、帽子和防晒衣,把自己裹得严严实实的,当时我全身都是汗,就像洗了一身汗浴!”小林认真地说道。

听到这里,我恍然大悟,“脓痱”这两个字瞬间击穿了我的脑细胞。

“你这很有可能是脓痱。”我带着肯定的语气说道。“医生,啥是脓痱啊? 我平时很注意个人卫生,怎么会得这种疾病呢”? 小林一眼疑惑地望着我。

“脓痱,俗称‘热疹’,是由于汗腺导管堵塞,汗液无法正常排出,导致皮肤出现红斑和脓疱,而之所以会得这种病,可能是因为你过度防晒，导致皮肤无法正常散热，汗液堵塞了汗腺引起的。”我仔细向小林分析起了病因。

“你这不是防晒，你这是‘裹粽子’啊！”我笑着对她说。小林一脸茫然：“什么意思？”

“你把自己裹得太紧了，皮肤都没法呼吸了，汗液排不出去，自然就长疹子了。”我解释道。小林这才恍然大悟：“原来是这样！我还以为防晒做得越全面越好呢。”

明确了诊断后，我们立即调整了治疗方案。停用了抗过敏药物，改为对症治疗，帮助小林清理皮肤、保持干爽，并嘱咐她避免过度包裹皮肤。几天后，小林的皮疹迅速消退，她终于可以出院了。临走前，我特意叮嘱她：“防晒很重要，但也要适度。科学防晒才是王道，别再把防晒当成‘裹粽子’了”！

小林笑着点点头：“放心吧，医生，我以后再也不会把自己当粽子了！”

故事启示

小林的“防晒大作战”虽然以一场皮疹告终，但也让我们明白了一个道理——防晒不是“裹粽子”，过度防晒同样会带来皮肤健康问题。科学防晒，适度防护，才能让我们在享受阳光的同时，保持皮肤的健康。所以，亲爱的读者们，下次出门前，别忘了问问自己，是不是防晒过度了？毕竟，阳光和皮肤的关系，就像爱情一样，需要的是“适度亲密”，而不是“过度包裹”，科学防晒才是王道。

科普小知识

科学护肤的方法：①选择合适的防晒产品。根据自己的肤质和活动环境，选择适合的防晒霜。油性皮肤可以选择清爽型产品，干性皮肤则可以选择保湿型产品。②适度包裹。在高温天气下，尽量避免长时间包裹皮肤。可以选择轻薄透气的防晒衣物，帮助皮肤散热。③保持皮肤干爽。出汗后及时擦拭汗液，避免汗液长时间停留在皮肤表面。可以使用吸汗的衣物或毛巾。④避免长时间暴晒。尽量避免在中午阳光最强烈的时候外出。如果必须外出，可以选择阴凉处行走，或使用遮阳伞。⑤及时就医。如果出现不明原因的皮疹或其他皮肤问题，应及时就医，避免自行用药而延误治疗。

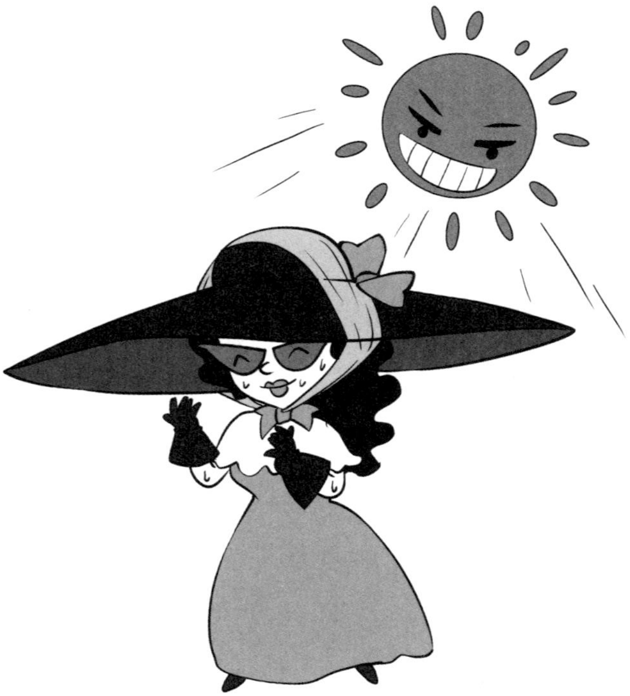

黑色纹路之谜

——代糖饮食的负担

代糖饮食以其不含能量又能满足人们对甜味的欲望，近年来越来越流行，其宣传的辅助减肥功能受到爱美人士的广泛欢迎。可代糖饮食真的像说的那么友好吗？我们的身体对代糖饮食到底有什么样反应？长期吃代糖饮食的小雨为啥皮肤上面长了黑色纹路？让我们通过一个真实的故事，告诉大家长期吃代糖饮食的危害。

今天我接诊了一个特殊的患者，12 岁女孩小雨脖颈处的皮肤呈现出诡异的丝绒质感。那些沿着皮肤皱褶蔓延的棕黑色斑块，像被泼洒的浓缩咖啡渍，在冷光中泛着金属光泽。我用棉签轻轻刮拭，细微的绒毛状突起在放大镜下宛如黑色苔藓——这是教科书级别的黑棘皮病体征。

“奶奶说是脏东西没洗干净。”小雨妈妈扯开女儿衣领，习惯性地用指甲刮了下那些增厚的皮嵴，“医生，你们有没有强力清洁剂，孩子马上要参加舞蹈比赛了，这脖子上的黑斑肯定影响她的比赛成绩。”瞥了一眼妈妈的手机屏幕，小雨穿着芭蕾舞裙的照片与眼前这个 160cm/65kg 的姑娘判若两人。

诊室突然响起咕噜声。小雨慌忙按住腹部，从书包侧袋摸出“无糖”能量棒。包装袋上的“0蔗糖”标识刺眼夺目，成分表里却挤满麦芽糖醇、安赛蜜等代糖成分。“孩子特别自律，零食都吃这种健康食品”，妈妈骄傲地展示购物袋，里面是各种标注“低卡”“控糖”的加工食品。

内分泌科的血检报告揭开冰山一角：空腹血糖6.8mmol/L，餐后2小时血糖11.2mmol/L，胰岛素释放试验呈典型抵抗曲线——机体分泌胰岛素的量是正常值的3倍，却像生锈的钥匙打不开细胞大门，这些过剩的胰岛素不仅让脂肪疯狂囤积，更会刺激皮肤角质细胞异常增殖，形成黑棘皮病的“盔甲”。

“孩子需要科学减重，”我调出腹部CT影像，内脏脂肪严重堆积，腹壁脂肪增厚也是异常明显，“这些包裹着器官的黄色油脂正在分泌炎症因子，这些脂肪不是懒惰的仓库，而是活跃的内分泌器官。”小雨突然抬头：“医生阿姨，难道我的脂肪会说话，它们会喊饿?”我认真地点了点头。

营养科医生对小雨的饮食情况进行了详细的询问，原来在小雨的“健康零食箱”里藏着78种代糖食品，其甜度总和相当于每天摄入0.6kg白糖，这些不被人体吸收的甜味剂，正通过肠道菌群向大脑发送混乱信号。“代糖食品会增强食欲中枢对真糖的渴望，就像用假警报透支报警系统。”更隐蔽的危机来自家族史的追溯，小雨外婆的糖尿病足病例显示，她曾用代糖食品控制血糖20余年，最终因肢体缺血、溃疡截肢。而小雨妈妈引以为傲的“产后闪电瘦身”，实则是每天近2000kcal的极端节食，配合大剂量二甲双胍抑制糖吸收——这种基因相关的代谢记忆在女儿身上爆发为胰岛素抵抗。

“我们明明吃得比谁都健康!”妈妈崩溃地摔碎“无糖”饼干罐，散落的碎片露出夹层里的伪造营养标签——所谓“全麦”实则添加了糊精，“低升糖指数”数值是通过混合 3 种代糖实现的数字游戏。

在皮肤科、内分泌科和营养科等多学科团队的干预下，小雨开始接受科学的治疗方案，心理医生教她区分生理饥饿与情绪焦虑，我则为她解析那些黑色斑纹的求救信号——当腹围减少 5cm 时，腋下的黑棘皮病开始褪色，呈现出雨后泥土般的淡褐色。

3 个月后的复诊日，小雨向我展示了她的手工标本盒：第一格是代糖食品包装拼贴画，第二格盛着减重期间脱落的黑色皮屑，最后一格铺着新鲜采摘的薄荷叶。“现在我能尝出番茄的鲜甜了，”她撩起衣领展示消失的绒毛状增生，“原来真正的食物不需要甜味剂伪装。”小雨妈妈忽然流泪：“我总怕她重蹈我的覆辙，却忘了孩子本该这样活着。”原来小雨的妈妈也是受糖尿病困扰多年的患者。

故事启示

2023 年《自然·代谢》期刊揭示：人工甜味剂会改变肠道菌群构成，促使微生物释放内毒素激活 TLR4 受体，导致胰岛素信号通路受阻。更令人警惕的是，代糖引发的假性甜觉刺激会使大脑多巴胺受体脱敏，迫使患者摄入更多食物寻求满足感。黑棘皮病这种特征性皮肤改变是胰岛素抵抗的“可视化警报”。高胰岛素血症会激活皮肤角质细胞和成纤维细胞中的胰岛素样生长因子受体，导致表皮异常增厚和黑色素沉着。研究发现，重度黑棘皮病患者内脏脂肪含量通常是正常人的 2～3 倍，这些脂肪组织分泌的抵抗素(resistin)会加剧胰岛素抵抗，形成代谢恶性循环。小雨的故事犹如现代人健康焦虑的缩影，我们用代糖食品筑起防洪堤，却不知这些“健康替代品”正在蛀空健康的堤坝;我们崇拜体重秤上的数字,却忽略身体发出的真实信号。那些黑色斑纹不仅是代谢紊乱的警告,更是生命本能对工业化饮食的抗议。代糖短期使用较安全,但长期健康效应仍需更多研究,健康不是与欲望的战争,而是与身体的对话。当小雨学会品味番茄的天然清甜时,当她发现运动产生的内啡肽比代糖更令人愉悦时,那些顽固的黑色斑纹便自然消退。这提示着我们:真正的健康管理应当像培育花园——尊重土壤本性,按时令播种,用阳光雨露而非化学药剂滋养生命。健康没有捷径,那些试图用科技欺骗身体的行为,终将被反噬。

减肥的“秃”然袭击

——掉肉也掉发的美丽代价

在现代社会，减肥已成为许多人追求健康和美丽的重要目标。然而，减肥不仅仅是一个简单的体重数字变化，它涉及身体多个系统的复杂互动。如果方法不当，可能会引发一系列健康问题，甚至对身体造成不可逆的损害。本文将通过一个真实的故事，探讨减肥过程中存在的另一个不为人知的风险，并结合科学原理，为普通人群提供合理的减肥建议。

李明（化名）是一位40岁的男性，身高175cm，体重90kg。由于长期久坐办公室，缺乏运动，他的体重逐渐增加，腰围也越来越粗。在一次体检中，医生告诉他，他的体重已经达到了肥胖的标准，如果不加以控制，可能会引发一系列健康问题，如高血压、糖尿病和心脏病。

于是李明决定采取行动，开始减肥。他在网上搜索了许多快速减肥的方法，最终选择了一种极端的减肥计划：每天只吃一顿饭，主要以蔬菜和水果为主，完全不吃主食和肉类；同时，他每天进行高强度运动，包括跑步、跳绳和力量训练，每次运动时间超过2小时。

起初，李明的体重下降得非常快。短短1个月，他就减掉了

10kg。这让他非常兴奋，更加坚定了自己的减肥决心。然而，随着时间的推移，他开始感到身体不适：经常感到疲倦、头晕，甚至有时候会眼前发黑。但他并没有在意，认为这只是减肥过程中的正常反应。

4个月后，李明的体重从90kg降到了70kg，减掉了整整20kg。他的体型发生了显著变化，朋友们都夸他看起来年轻了许多。然而，李明却发现自己的头发开始变得稀疏细软，头皮逐渐显露。他感到非常困惑和焦虑，于是前往皮肤科就诊。

经过检查，医生诊断他患上了“休止期脱发”。这种脱发并非永久性，而是由于身体在短时间内经历了巨大的压力（如快速减肥、营养不足）所引发的暂时性反应。医生建议他恢复均衡饮食，减少过度运动，并给予适当的营养补充。经过一段时间的调整，李明的脱发情况逐渐改善，头发重新恢复了健康状态。

故事启示

减肥，是一场与自我的对话，更是一场与健康的博弈。那位40岁男性的故事，让我们看到了快速减肥背后的代价。他的头发，如同秋天的落叶，无声地诉说着身体的不堪重负。这不仅仅是一个关于减肥的故事，更是一个关于平衡与节制的寓言。我们生活在一个追求速效的时代，快速减肥、快速成功、快速满足。然而，身体的智慧告诉我们，真正的健康无法速成。它需要时间的积累，需要耐心地等待，需要我们对身体的尊重和关爱。减肥，不是为了迎合外界的标准，而是为了内心的平和与健康。当我们选择极端的方法，身体会用它的方式发出警告。休止期脱发，只是其中的一种信号。在这个过程中，我们需要学会倾听身体的声音，理解它的需求。均衡的饮食、适度的运动、充足的睡眠，这些看似简单的日常习惯，却是健康减肥的基石。它们不仅帮助我们减掉多余的体重，更让我们在减肥的过程中，收获身心的和谐与平衡。减肥是对生命的珍视，让我们在这段旅程中，找到属于自己的节奏，走出属于自己的健康之路。

科普小知识

休止期脱发是一种常见的脱发类型，通常由身体的重大压力事件引发，如极端饮食、剧烈运动、手术或严重疾病。在正常情况下，头发的生长周期包括 3 个阶段：①生长期，头发持续生长，通常持续 2～7 年；②退行期，头发停止生长，毛囊开始萎缩，持续 2～3 周；③休止期，头发脱落，毛囊进入休眠状态，持续约 3 个月。休止期发生脱发时，大量头发提前进入休止期并脱落。

科学减肥的建议如下。

(1) 均衡饮食。减肥并不意味着要极端节食。均衡的饮食应包含足够的蛋白质、健康脂肪、碳水化合物、维生素和矿物质。蛋白质是头发的主要成分，缺乏蛋白质会导致头发脆弱和脱落。

(2) 适度运动。运动是减肥的重要组成部分，但过度运动会导致身体应激反应，影响健康。建议每周进行 150 分钟的中等强度有氧运动，如快走、游泳或骑自行车。

(3) 逐步减重。健康的减重速度是每周 0.5～1kg。快速减重不仅会导致脱发，还可能引起其他健康问题，如代谢紊乱和营养不良。

(4) 充足睡眠。睡眠不足会影响激素平衡，增加食欲，导致体重增加。每晚 7～9 小时的优质睡眠有助于维持健康的体重和新陈代谢。

(5) 心理支持。减肥是一个长期的过程,需要心理上的支持和鼓励。寻求专业的营养师或心理咨询师的帮助,可以提高减肥的成功率。

"温暖"的陷阱
——一位老爷爷的足部水疱之谜

医学实践中没有小问题，只有未被发现的大问题。作为医生，我们不仅要关注患者的表面症状，还要深入挖掘背后的病因。只有这样，才能真正做到"治病救人"，为患者的健康保驾护航。一个不起眼的足部水疱，考验的不仅仅是医学水平，更是隐藏在医学水平后的敏锐的观察力。我们要讲述的是一位89岁老爷爷的故事，他的足部水疱看似普通，却隐藏着一个令人深思的医学谜题和思维方式。

一个寒冷的冬日清晨，89岁的李爷爷像往常一样起床，准备开始新的一天。然而，当他穿上拖鞋时，突然感到右脚有些发胀。他低头一看，发现双足足趾、足背、小腿部位出现了几处水疱，有的小如提子，有的大如土豆，疱壁紧张，疱液清亮，疱壁透明。李爷爷有些疑惑，但因为没有明显的疼痛、瘙痒或烧灼感，他并没有太在意。

李爷爷的儿子，觉得情况不太对劲，便带他前往附近的医院就诊。接诊的医生看到李爷爷足部的水疱，第一反应是烫伤，他询问李爷爷近期是否有接触过热源比如热水袋、取暖器等。李爷爷回忆说，前一天他确实用了取暖器，但距离很远，至少1m以上，晚上也没有用过热水袋，而且除了胀没有感到明显的疼痛感、瘙痒等不适。李爷爷既往只有高血压病史，否认糖尿病、冠心病等慢性疾病，近几年并没有常规体检。医生根据李爷爷的描述，以“下肢水疱待查”，收住院进一步检查和治疗。

入院当天，护士为李爷爷进行了常规检查，包括随机血糖检测。结果让人大吃一惊，李爷爷的随机血糖高达 25.6mmol/L（正常值为 3.9～6.1mmol/L），糖化血红蛋白也显著升高，这一结果提示李爷爷可能存在较长时间的糖尿病，但并没有及时发现。他重新观察了李爷爷的皮疹，确实皮疹像极了烫伤，但并非烫伤所致。而要考虑“糖尿病性大疱病”，这是一种罕见的糖尿病皮肤并发症，通常表现为突发的无痛性张力性水疱、大疱，常见于四肢远端，尤其是足部，水疱的形成与糖尿病引起的微血管病变和神经病变有关，通常没有自觉症状，常在睡醒后发现。这种水疱与烫伤性水疱不同，后者通常伴有明显的疼痛和烧灼感。

第二天李爷爷指端大部分水疱变干、结黑痂，转入了内分泌科进行进一步的血糖调整和足部换药处理。内分泌科医生为李爷爷制定了详细的治疗方案，包括胰岛素注射、饮食控制和足部护理。经过一段时间的治疗，李爷爷的血糖逐渐稳定，足部的黑痂也开始脱落，新生皮肤逐渐长出。李爷爷和家人对治疗效果非常满意。

临床工作处处都是陷阱，我们不能局限于初步印象，还需要进行全面的病史询问和相应检查。

故事启示

从这个故事案例中，我们能获得哪些收获呢？首先，我们要明确，科技的发展、检查手段的进步仍不能替代病史询问，病史是诊断的基础，我们在接诊时应尽可能详细地询问患者的全身健康状况、生活习惯和既往病史，避免遗漏重要信息；其实对于皮肤病的认知不仅要有局部概念，也要有整体观，除了局部检查外，还应进行全身检查，尤其是血糖、血压等基本指标的检测；每年常规体检也很重要，尤其是65岁以上老年人，现在很多社区卫生院每年都组织老年患者常规体检，这是社会带给老年人的关爱，呼吁他们积极参与，常规筛查，早防早治，可以避免很多更严重的并发症。其次，糖尿病患者长期血糖控制不佳，外周神经出现病变导致对温度、疼痛不敏感，洗脚时、接触热水袋时往往感受不到，很容易导致烧烫伤。但该患者并没有近距离接近热源，可以排除烧烫伤。医生应该打破思维定式保持开放的思维，避免被初步印象所局限。对于不典型的病例，应多考虑几种可能性，排除性思维方式要贯穿始终。最后，医学是一门科学与艺术结合的学科，它不仅需要扎实的专业知识，还需要敏锐的观察力和强烈的责任心。每一个病例都是一次学习的机会，每一次分析诊断都是一次守得云开见月明的经验积累，让我们用责任心和细致的态度，走好每一步行医之路。

染发的烦恼

——染发剂秒变除发剂

随着社会发展，染发在我们日常生活中变得越来越普遍，年轻的女孩把黑色头发染成五颜六色，老年人则追求着把自己的银色头发染成黑色，总之人们都在以各种各样的方式追求着所谓的美。爱美之心人皆有之，可往往某些爱美方式，可能会带来较为惨痛的代价，李阿姨的这次染发就给自己的健康亮了红灯，这是怎么回事？

“阿姨，您看这个颜色怎么样？我们最新到的植物染发剂，绝对不伤头发。”发型师小李晃动着手中泛着金属光泽的黑色染膏，美发灯在他耳钉上折射出冷冽的光。

李阿姨今年62岁，刚退休几年，以前忙于工作也没有太多时间顾及自己的形象。这不好容易闲下来了，看着小区内的同龄阿姨染的一头乌黑的秀发，说不羡慕那是假的。李阿姨望着镜子里自己灰白参半的头发，想着女儿婚礼请柬上烫金的日期在脑海里闪过，她还是决定要勇敢地尝试一下，改变一下自己的形象。

染发膏打开的瞬间，还是有轻微的刺鼻气味弥漫开来。理发师面不改色地调配着染发膏，认真地搅动着，一捋一捋地刷在了李阿姨的银丝上，两三个小时的染发让李阿姨瞬间恢复了往日光彩，年轻了几十岁的感觉，阿姨露出了满意的笑容。

但第二天一早，李阿姨被头皮痒醒，这让李阿姨吓了一跳，照照镜子发现，她的颜面头皮发红，眼睛肿得很难睁开，李阿姨感觉不妙，赶紧用洗发水洗了头发，想着洗干净了或许就好了，一整天阿姨的头面部仍然红痒难忍，李阿姨度过了一个难熬的夜晚，第三天更崩溃的是，头皮开始糜烂，黄色渗出液不停地顺着耳后往下流到了脖子上，随之而来的还有大把脱落的发丝，李阿姨眼睛更肿了，几乎睁不开了，真不知自己眼睛下方是渗出液还是眼泪。

“求您救救我！”李阿姨裹着纱巾冲进诊室，开始悔恨自己不该为了美去染发，悔恨自己不该听理发师的鬼话，用那该死的染发剂。她哽咽着摸向手提包里的珍珠发饰，“还有2个月就到我女儿的婚礼了，这可咋整啊……”说着说着激动地哭了起来，无奈，我只好安抚李阿姨的情绪，耐心地向她讲述这个疾病的发病原因，并且是可防可治的。

这是染发皮炎，好多染发剂中含有对苯二胺，可引发皮肤产生Ⅳ型变态反应。护士轻轻按住李阿姨颤抖的肩膀，并给李阿姨清理糜烂的头皮，给李阿姨用溶液湿敷红斑渗出。经过精心治疗，李阿姨在镜中看到了渗出逐渐消退，皮肤日益恢复如常，一根根新生绒毛“破土而出”，那些细软的银白色发丝从头皮探出头，如同初春解冻的荒原上萌发的嫩芽。经过2个月的精心治疗护理，终于在李阿姨的脸上看到了久违的笑容，“幸好还没有耽误女儿的婚礼，以后再也不染发了。”李阿姨斩钉截铁地说道。

通过这个案例，也让我们觉得有必要让更多的人知道染发可能给我们的健康带来危害，在科室主任的倡导筹划下，我们在门诊开展了“科学染发公益讲座”，并通过短视频的制作和各种讲座形式让大家知道如何科学染发。李阿姨在短视频上展示着自己曾经头皮的凄惨照片，自愿当起了我们的“模特”和“宣传员”。

故事启示

重现青春的梦想确实让人魂牵梦绕，但追求美的过程往往也能让人付出惨痛的教训。染发美发这种生活当中最常见的美容方式大家可能已经习以为常，但是也确实存在一些人对染发剂过敏引起严重并发症的案例，这就给我们敲响了安全的警钟。随着人们生活水平的提高，在现代医学科技的加持下，人们对最初的审美出现越来越多的畸形认知，忘记面对生命进程的坦然从容心态，妄想用现代科技抵抗岁月的痕迹，用谎言覆盖白发，用假象掩饰沧桑，直到身体发出悲鸣，却忘了真正的岁月之美恰似树木年轮，直到获得惨痛代价后才读懂了最朴素的真理：能承受阳光亲吻的，从来不是塑料假花；敢直面风霜侵蚀的，唯有深扎大地的白杨。用健康的心态映照健康的身体才是我们永远的追求。不妨换个角度，也许这满头白发正是岁月颁发的勋章，它也许比任何染出来的颜色都珍贵。

遗传的焦虑

——基因真的为“王”

基因到底在我们人的一生中扮演着多大的作用，它对我们一生的幸福到底能决定多少，目前谁也说不清楚。最近网络上广泛流传着“基因为王”这句话，隐含的深层含义就是基因对我们的健康和疾病起着决定性作用。的确，基因决定着我们身体的方方面面，比如身高、长相、智商、遗传疾病、健康状况等。尤其是近年来随着人们生活水平的改善和文化程度的提高，大家对自己的健康状况越来越重视。在平时的临床工作中，我们经常遇到许多这样的案例，比如高血压病就具有明显的家族倾向，甚至通过极其严格的科学生活干预，依然难以幸免，面对此类情况我们该如何面对，如果是恶性肿瘤呢？我们又该如何？下面通过一个真实的案例，为大家讲述小张的肺癌遗传风险的困扰，以此为例，希望能帮助大家破除心中的魔咒，减轻遗传易感性带来的困扰。

昨日的门诊我就遇到了这样一位特殊的“患者”。我打量着这位坐在我面前的年轻“患者”，他叫张磊，今年 24 岁，金丝边框的眼睛、笔挺的西装和精致的发型也难以掩盖他疲惫的神态和空洞的眼神。

张磊双亲因肺癌离世使其陷入了极度的恐惧，尤其是父母临终前持续咳嗽、胸闷等各种不适触发创伤记忆，导致他近期患上了严重失眠、胸闷等躯体化症状。最近他又爱上了“生命科学”，整天研究癌症的遗传和基因在其中发挥的作用，沉迷其中不能自拔，越看越紧张。

看着眼前这个不停翻找展示胸部CT检查单的年轻人，我变得十分好奇，扫了一眼他的检查报告，估摸至少做了四五次胸部CT。

“我父亲查出肺腺癌时，咳出的血沫子溅在洗手台上，像撒了一地的石榴籽，”张磊的声音像绷紧的琴弦，“母亲确诊那天，她正在厨房煨冬瓜排骨汤，砂锅盖掉在地上摔得粉碎，现在他们两位老人都已经离我而去了，1年前我们单位组织体检也在我的右上肺发现一个大小约7mm的实性小结节。”他边说边一张张地展示自己复查的胸部CT片和检查结果。

作为肿瘤科医生，我见过太多被遗传阴影笼罩的家庭。那些在候诊室蜷缩的身影，那些盯着基因检测报告发抖的手指，那些说着话颤抖的嘴唇，此刻都重叠在张磊紧绷的身体和脸上。

“这是你今年第三次在我们医院要求做肺结节高分辨CT了。”我调出影像系统里面存储的检查结果，高分辨扫描图上，双肺纹理清晰得像初春的柳枝，除了那个右上肺7mm的结节显得那么格格不入，但是3次复查的结果显示肺部结节大小、形态和密度均未见明显变化。

突然张磊剧烈咳嗽起来，他慌忙用袖口捂住嘴，待平息后盯着布料上可疑的湿痕，瞳孔骤然收缩。这个30岁的程序员此刻像只受惊的幼兽，脖颈后竖起看不见的毛发。我脑海里突然飘过3年前那个除夕夜，晚期肺癌患者抓着心电监护仪的导线嘶吼：“为什么偏偏是我？我到底做了什么伤天害理的事情，老天爷要如此惩罚我？”此刻同样的诘问正从张磊充血的眼底漫出来，化作诊室里黏稠的沉默。

“你知道吸烟者肺癌发病率是不吸烟者的 15 倍吗？”我向小张讨论起了病情，“你父母都抽了 40 年香烟，况且彼此之间还吸着对方的二手烟，导致他们的吸烟量远高于普通烟民。”张磊怔住，的确，在他的记忆里父母总是笼罩在灰色烟雾中，父亲书桌上的烟灰缸堆成小山，母亲织毛衣时总在指间夹着半截香烟，家里的床单都是被香烟头吻过的痕迹。那些袅袅升腾的烟雾，此刻在脑海中凝结成具象化的致癌物清单：苯并芘、亚硝胺、放射性钋……

“遗传因素在肺癌发生中占比不到 18%，”我调出全基因组关联研究的数据模型，将最新的肺癌预防指南中关于肺癌和遗传的相关性逐字逐句地给他看，“就像你继承了父母的丹凤眼，但不一定会继承他们的生活方式，你发生肺癌的概率远低于你的父母，而且你的肺小结节在 1 年的时间内没有任何变化，是癌的可能性非常低，完全没有担心的必要，做到定期复查就可以了，建议你增加复查间隔的时间跨度，CT 射线的辐射剂量太大本身也会导致你患癌的风险，半年复查一次胸部 CT 足够了。”我斩钉截铁地说道：“退一万步说，假设现在发现的肺结节是恶性，短期内也不会有太大变化，对于 1cm 以下的肺小结节治愈率达到 95%以上，所以说只要你做到定期肺部体检，完全不用担心肺癌会威胁你的生命。”

张磊若有所思地点点头，出于职业习惯指尖无意识地在膝盖上敲打代码节奏。“怎么，看病还在想着工作啊。”我打趣说道，搞得他还不好意思，后来经过他的介绍才知道，原来他正在设计一款健康监测程序，张磊掏出手机向我介绍了他的新程序：满屏跳动的数据，有血氧、心率、呼吸频率、血压变化等，每 10 分钟同步云端，危急值出现还有报警提示音。听着他介绍自己开发的新产品，我隐约觉得这就是未来智能监测的发展方向。

“看到你的新产品，我想你平时肯定是一个爱钻研的人，估计我说的建议你都明白，就是过不去心里那道坎，如果你不介意我们可以交个朋友，遇到什么想不开的问题尽管来问，我一定知无不言，言无不尽。下周我们有个肺癌筛查义诊，要不要来当志愿者？”我把宣传册推过去，封面上的防癌科普漫画正咧着嘴笑。

“我一定参加，开导别人就是开导自己。”

“一言为定，我们到时候电话联系。”

脸上舒展的眉头希望它永远展开。

故事启示

作为肿瘤科医生，我们在临床中常遇到像小张这样的案例——因家族肺癌史而深陷遗传宿命论的焦虑。现代医学研究显示，5%～10%的癌症与遗传易感基因明确相关，但这并非命运的终审判决。基因更像生命剧本的初稿，环境因素与生活方式才是决定剧本走向的关键。以肺癌为例，即使携带易感基因，远离烟草、减少空气污染暴露可使风险降低60%以上。美国MD安德森癌症中心的研究证实，携带*TP53*基因突变者若坚持运动、保持健康体重，其癌症发生率显著低于久坐的同基因型人群。这种基因-环境交互作用在乳腺癌（*BRCA*基因）、结直肠癌（*APC*基因）等遗传性肿瘤中同样存在。我们认为对患者的心理干预需把握3个维度：首先，可通过基因检测明确风险等级，避免过度泛化的“遗传魔咒”想象；其次，制定个体化监测方案，如肺癌高危人群的低剂量CT筛查可使死亡率下降20%；最后，建立“主动健康观”，哈佛大学追踪研究显示，践行地中海饮食、规律运动等健康行为，可使高危人均预期寿命延长7～9年。临床实践中，我们采用认知行为疗法帮助患者重构对遗传风险的认知：将“注定患病”的恐惧转化为“提前预防”的行动力，这种思维转化能使焦虑评分降低40％以上。医学的本质是让人在有限的生命条件下获得最大自由。面对基因这部生命密码，我们既要敬畏其力量，更要相信科学干预带来的可能性。正如特鲁多医生所言：“有时治愈，常常帮助，总是安慰。”在遗传肿瘤防控中，这仍是永恒的医学智慧。